Probleme der Ohrphysiologie und neue Lösungsversuche

Von

Max Kraus

Universitätsklinik für Hals-, Nasen- und Ohrenkrankheiten, Graz

Mit 8 Abbildungen

Wien
Springer-Verlag
1953

ISBN-13: 978-3-211-80306-6   e-ISBN-13: 978-3-7091-5692-6
DOI: 10.1007/978-3-7091-5692-6

Meinem Lehrer
Professor Dr. Gustav Hofer
in Dankbarkeit zugeeignet

Vorwort

Der Wunder höchstes ist,
Daß uns die wahren, echten Wunder so
Alltäglich werden können ...
Lessing

Das Ohr ist bei seiner Kleinheit vielleicht das problemreichste Kapitel der menschlichen Physiologie. Während das Auge einen ganz klaren Mechanismus zeigt, dessen Grundprinzipien in der photographischen Kamera nachgeahmt und ausgewertet worden sind, ist der Mechanismus des Hörens noch immer strittig. Fast wöchentlich erscheinen neue Arbeiten mit neuen Ideen, ohne aber wirkliche Lösungen zu bringen. Verwunderlich und gleichzeitig fast irgendwie beschämend ist es dabei, daß es nicht irgendwelche schwierigen biologischen Probleme sein können, die zu lösen wir einfach noch nicht in der Lage sind, wie etwa Fragen aus dem Gebiet der Hormonforschung oder der Gehirnfunktion, sondern „simple" physikalische Aufgaben. Trotz Kleinheit und verwickeltem Aufbau ist das Ohr, verglichen etwa mit einem modernen Radioapparat, vom rein technischen Standpunkt eine verhältnismäßig einfache Konstruktion und man sollte meinen, daß eine genaue Besichtigung auch sofort den Zweck und die Aufgabe jedes einzelnen Konstruktionsdetails offenbaren müßte. Genau das Gegenteil ist jedoch der Fall und obwohl Männer aller Wissenszweige sich um die Lösung dieser Probleme bemüht haben, darunter viele Physiker, Techniker und Mathematiker, stecken alle Theorien noch voll von Widersprüchen.

Der bisherigen Forschung haftet vielleicht eine zu große Einseitigkeit an. Es werden an sich wertvolle Ideen oder experimentelle Ergebnisse aus kleinen Teilgebieten überschätzt und sofort zu Grundprinzipien erhoben, mit denen dann alles erklärt werden soll und die mit allen Mitteln verteidigt werden. Dadurch wird sehr oft übers Ziel geschossen und neue Schlagwörter, die sich heute beinahe wie Moderichtungen abwechseln, sind eben noch keine Lösungen.

Dann hört man wieder in vielen Arbeiten den verzweifelten Ruf, man möge jetzt endlich einmal aufhören mit dem Theoretisieren und Spekulieren und solle neue Tatsachen und Beobachtungen gewinnen, auf denen man dann weiter bauen könne. Diese Ansicht, so begrüßenswert sie auf den ersten Blick zu sein scheint, ist grundfalsch. Anatomie und Histologie sind bis zu einer gewissen Vollkommenheit fortgeschritten, ebenso die Modellversuche mit ihrer physikalischen und mathematischen Untermauerung, wir kennen Hunderte von experimentellen Tatsachen aus Physiologie und Pathologie — fast eigentlich schon zu viele, denn in dem chaotischen Gewirr von Tausenden von Ergebnissen sind viele wertvolle, ja sogar entscheidende experimentelle Resultate älterer Autoren verloren gegangen und in Vergessenheit geraten.

Was fehlt, ist eine generelle Durchsicht, eine Analyse, die nicht nur die Bestätigung einer bestimmten Idee für ein kleines Teilgebiet zum Zweck hat. Es fehlt der wirklich logische Aufbau einer Theorie, die Physiologie, Physik und klinische Pathologie berücksichtigt und auch nicht davor zurückscheut, anerkannte Ansichten über Bord zu werfen, wenn es sich herausstellt, daß diese mit den Tatsachen unvereinbar sind. Der Mediziner neigt sehr dazu, unter vielen sicher falschen Lösungsversuchen den „relativ besten" anzuerkennen, auch wenn er einer strengen Kritik nicht standhalten kann (wie etwa die MACHsche Schallabflußtheorie, die Zeittheorie des Richtungshörens usw.). Dieses Verhalten ist leider gerade unter den Ohrphysiologen fast als Regel zu bezeichnen. Gegenargumente gegen solche sozusagen durch Gewohnheitsrecht akzeptierte Theorien werden nicht zu entkräften versucht, sondern ganz einfach totgeschwiegen, weil man sich scheut, bei den ohnehin schon gewaltigen Wissenslücken eine neue zuzugeben. So kommt man aber in der Wissenschaft nicht weiter, denn ein falscher Grundpfeiler kann das ganze Gebäude ins Wanken bringen.

Eine neuartige und vorurteilsfreie Durcharbeitung des ganzen Gebietes glaubt der Verfasser in diesem Büchlein vorlegen zu können. Zum Teil wurde auch eine neue, teleologische Betrachtungsweise eingeführt, die in der Wissenschaft im allgemeinen verpönt ist, hier aber ganz überraschende Ergebnisse zeitigt; und als Wegbereiter ist schließlich alles recht, was zum Ziel führen kann, die wissenschaftlichen Beweise mit Logik und Experiment können dann leicht nachgeholt werden, wenn man einmal das richtige Ziel kennt. Die Frage lautet manchmal nicht, wie gewohnt: Wozu dient dieses oder jenes anatomische Detail?, sondern umgekehrt: Wie müßte das Organ konstruiert werden, um diese Leistungen vollbringen zu können?

In Einzelarbeiten konnten auf diese Weise überraschende Ergebnisse erzielt werden, die den bisherigen Anschauungen oft diametral entgegengesetzt sind. Eines der wichtigsten Argumente aber für die Richtigkeit dieser neuen Ansichten ist die Tatsache, daß alle diese Ergebnisse ganz exakt zusammenpassen, sich ergänzen und gegenseitig stützen, wie die Steine eines Mosaiks. Diese organische Geschlossenheit des neuen physiologischen Bildes ist durch die notwendige Aufteilung in einzelne Mitteilungen leider verlorengegangen. Die Lösung eines Teilproblems führt zu weiteren Erklärungsmöglichkeiten, die wieder die Ausgangstheorie stützen usw. usf., bis sich das ganze Bild rundet und in sich schließt, und jedes „Mosaiksteinchen" mit seinem richtigen Platz auch seinen Sinn und Zweck erkennen läßt.

Die Hauptaufgabe dieses Büchleins soll es sein, die Geschlossenheit der Darstellung wiederherzustellen und sie einem weiteren medizinisch gebildeten oder interessierten Kreis bekannt zu machen. Zu diesem Zweck ist teilweise von ganz exakter und nüchterner wissenschaftlicher Darstellung abgewichen worden; der engere Fachmann möge in den Originalberichten nachlesen. Eine auch nur annähernd vollständige Namensnennung verdienter Autoren ist dabei in dem gesteckten Rahmen völlig unmöglich und auch hier geben die Originalmitteilungen die entsprechenden Hinweise. Auch neue, noch nicht mitgeteilte Ideen und Argumente sind zum Teil mit eingeflochten worden.

Gleichzeitig aber richtet sich diese Schrift an jene, welche sich auf keinen Fall von alten Vorstellungen trennen wollen und glauben, mit einem Achselzucken die ihnen „gewagt" oder „romantisch" erscheinenden Ansichten abtun zu können. Allgemeine Werturteile dieser Art sind heute leider auch in der Wissenschaft vielfach üblich geworden und müssen anscheinend des öfteren fehlende objektive Gegenbeweise ersetzen. Damit ist der Sache jedoch nicht gedient. Es ergeht somit an alle, die sich ein Urteil in diesen Fragen zuerkennen, die Einladung, mit sachlichen Argumenten und Gegenbeweisen eine Debatte zu eröffnen, oder aber die Richtigkeit der hier gebrachten Ansichten anzuerkennen. Bis jetzt ist allerdings noch kein einziger Punkt in diesen Deduktionen widerlegt oder auch nur angezweifelt worden.

Der Leser aber, der ohne vorgefaßte gegnerische Einstellung und ohne festgefahrene Prinzipien und Ansichten diese Darstellung durchgeht, wird über die Fülle der Romantik und der Überraschungen staunen, die sich in einem so kleinen spezialwissenschaftlichen Gebiet auftun können.

Graz, im Juli 1953

Max Kraus

Inhaltsverzeichnis

Das Wunderwerk des Ohres

Unter den Sinnesorganen, die neben Gehirn und Hand den Aufstieg der Menschheit ermöglicht haben, wird das Ohr erst an zweiter Stelle genannt. Die überragende Bedeutung des Auges läßt es an Wichtigkeit immer wieder zurücktreten. Diese Einstufung ist aber nicht ganz gerecht.

Der bekannte Schriftsteller H. G. WELLS hat in einem utopischen Roman die interessante Idee ausgeführt, daß ein sinnvolles Gemeinschaftsleben eines vollkommen blinden Volkes durchaus denkbar wäre. In der Einleitung zu seiner Menschheitsgeschichte dagegen macht der gleiche Autor die wichtige Feststellung, daß einer der entscheidendsten Schritte in der Entwicklung der ganzen Tierreihe von den niedersten Vielzellern weiter beim Übergang von den Reptilien zu den Säugetieren und Vögeln gegeben ist: Hier tritt das erstemal das Prinzip eines richtigen Familienlebens auf mit einer Weiterbildung des Individuums durch Erziehung und Nachahmung. Die Weiterentwicklung gerade dieses Prinzipes ist entscheidend für den Fortschritt der Menschheit geworden. Es kommt zur Entstehung der Sprache, die durch das Ohr ermöglicht wird und die Grundlage des menschlichen Sozialgefüges abgibt. Die Sprache führt zur Schrift und diese wieder bildet die Basis jeder Wissenschaft.

Was also das Auge für das einzelne Individuum bedeutet, ist das Ohr für die Entwicklung eines Gemeinschaftslebens und damit für die ganze bestehende menschliche Kultur und Zivilisation.

Man ist gewohnt, das Hören als etwas ganz Alltägliches und Selbstverständliches hinzunehmen und macht sich für gewöhnlich keine Gedanken über die geradezu unglaubliche Leistungsfähigkeit dieses Sinnesorganes. Das Ohr stellt eine automatisch und ohne jeden Zeitverlust arbeitende Ordnungsmaschine dar, die Hunderte von gleichzeitig anstürmenden verschieden starken und verschieden langen Schallwellen sortiert und wieder zu einheitlichen Bildern zusammenfaßt. Dabei ist die Leistungsbreite dieses Organs geradezu abenteuerlich. Man hat berechnet, daß der schwächste Reiz, der gerade noch zu einer Hörempfindung führt, sich zum lautesten, eben noch erträglichen Ton größenmäßig verhält wie 1 zu 10 Billionen ($10^0 : 10^{13}$, woraus dann die bekannte Phon- und Deci-Bel-Einteilung der Audiometergeräte von 1 bis 130 entstanden ist). Das spricht sich leicht aus und man braucht eine bildliche Darstellung, um die Ungeheuerlichkeit dieser Verhältniszahl zu erfassen. Man könnte das Ohr mit einer Waage vergleichen, mit der man nach Belieben wahlweise Stecknadeln oder Panzerkreuzer abwägen könnte. In linearen Maßen ausgedrückt ist diese Leistungsspanne vielleicht noch unglaublicher: Sie entspricht etwa dem Umfang eines roten Blutkörperchens im Verhältnis zum fünffachen Erdumfang!

Die Luftbewegungen beim schwächsten, gerade noch wahrnehmbaren Ton liegen dabei noch im atomaren Bereich. Nach SCHEMINZKY genügt eine periodische Druckschwankung vor dem Trommelfell von 4 : 10.000,000,000 des normalen Luftdruckes zur Auslösung einer Hörempfindung. Die longitudinal schwingenden Luftteilchen bewegen sich dabei etwa $10^{-8} = 0{,}00000001$ cm weit. Das menschliche Ohr ist demnach ein Registrierinstrument von geradezu unwahrscheinlicher Empfindlichkeit und Präzision, das — wenn der Vergleich erlaubt ist — das Auflösungsvermögen eines Elektronenmikroskopes noch weit übertrifft.

Es ist notwendig, sich diese Tatsachen einzuprägen, schon um ein wenig mehr Respekt vor solchen großartigen Leistungen zu bekommen. Dann wird man auch die Anstrengungen verstehen, die gemacht wurden, um dem Geheimnis seiner Wirkungsweise auf die Spur zu kommen.

Anatomische Vorbemerkungen

Die Anatomie gilt zu Unrecht als einer der langweiligsten Wissenszweige und gerade das Ohr mit seiner verwickelten Formbildung und höchsten Ansprüchen an die räumliche Vorstellungsgabe bildet seit jeher den Schrecken des Anatomiestudenten. Das Felsenbein ist ja der komplizierteste menschliche Knochen und dabei gewissermaßen nur Hülle und rohe Form dieses Organs. Darüber hinaus sind bestimmte Einzelheiten so verwickelt in ihrer Lagerung und man möchte sagen „unwahrscheinlich" in ihrer Gestaltung, daß sie nicht in die übliche Vorstellungswelt passen und man selbst in wissenschaftlichen Arbeiten manchmal fehlerhafte Darstellungen findet.

Ein kurzer Überblick über die wichtigsten Grundlagen und Zusammenhänge ist jedoch unvermeidbar, wenn man die Funktion verstehen will. Es soll hier deshalb nur so viel Grundsätzliches wiederholt werden, daß die Erinnerung an wichtige Besonderheiten wieder wach wird und der Leser der Darstellung an Hand der beigegebenen Skizzen folgen kann. Wer sich ganz neu in dieses Gebiet einarbeiten will, müßte schon einen Atlas oder ein Modell zur Hand nehmen. Um nicht zu sehr zu ermüden, sollen diese Einzelheiten bei den zugehöri-

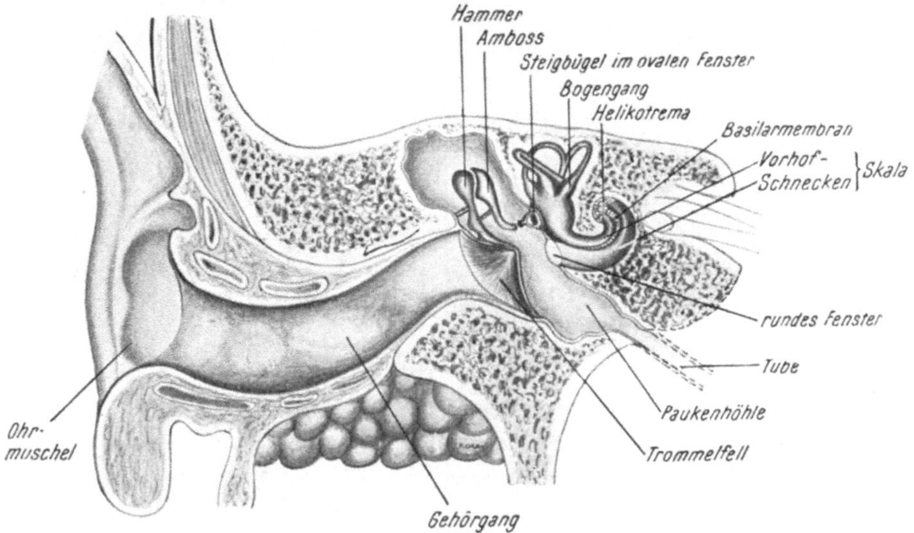

Abb. 1. Frontalschnitt durch das Ohr.
(Modifiziert nach *Corning*; Innenohr schematisch und vergrößert.)

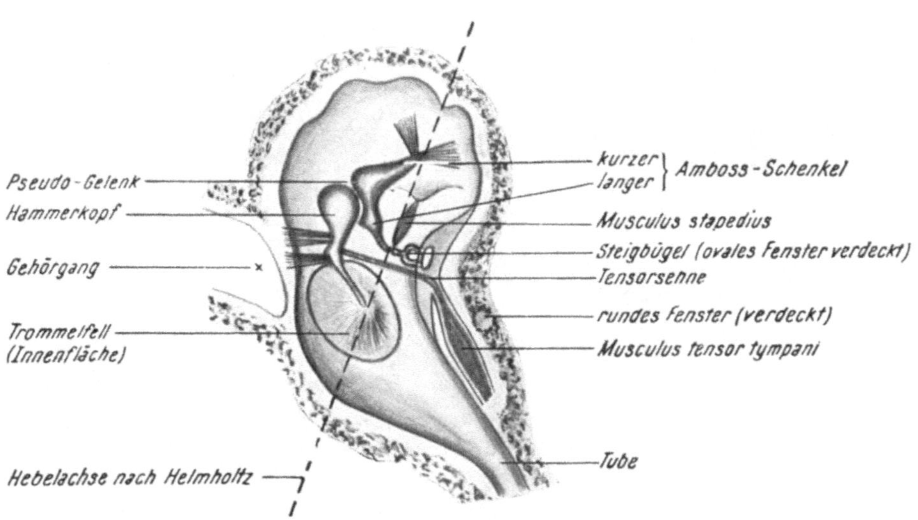

Abb. 2. Das Mittelohr (schematisch).

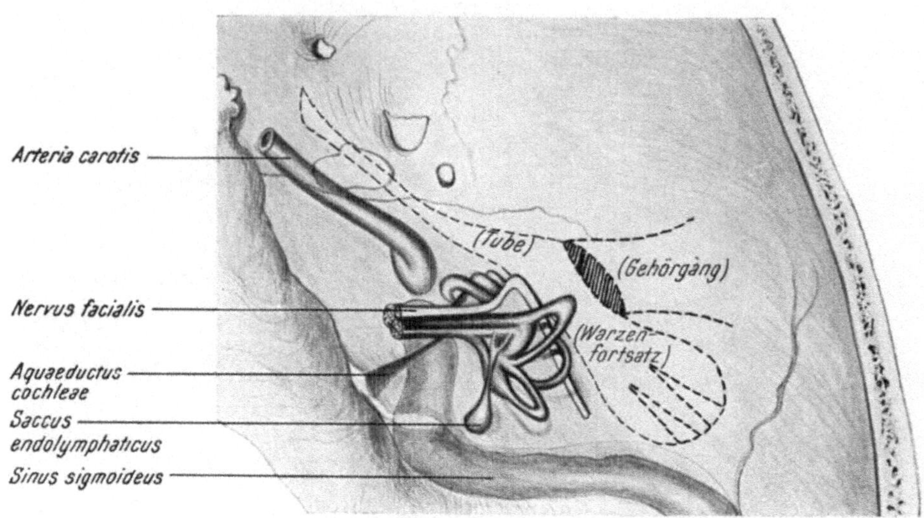

Abb. 3. Lageverhältnisse des Labyrinths.
(Nach *Eckert-Möbius* in *Denker-Kahler*, Handbuch der Ohrenheilkunde.)

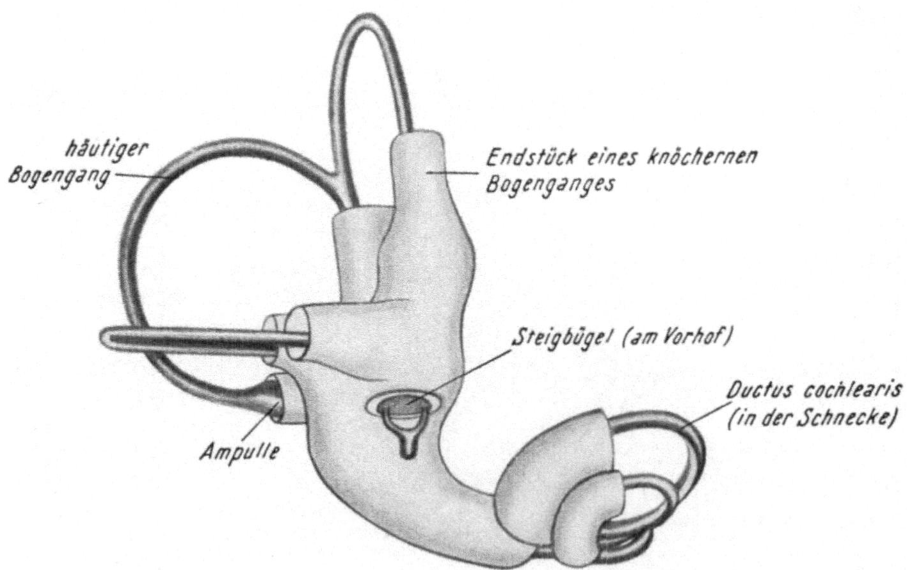

Abb. 4. Rekonstruktionsplastik des Innenohres. (Nach *Schönemann*.)

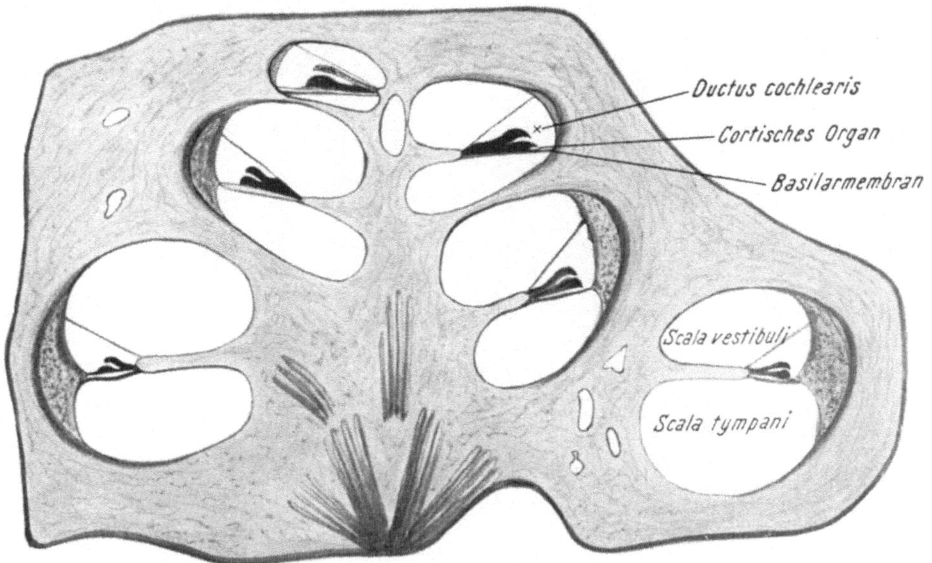

Abb. 5. Schnitt durch die Schnecke (schematisch).
(Nach *Eckert-Möbius* in *Denker-Kahler*, Handbuch der Ohrenheilkunde.)

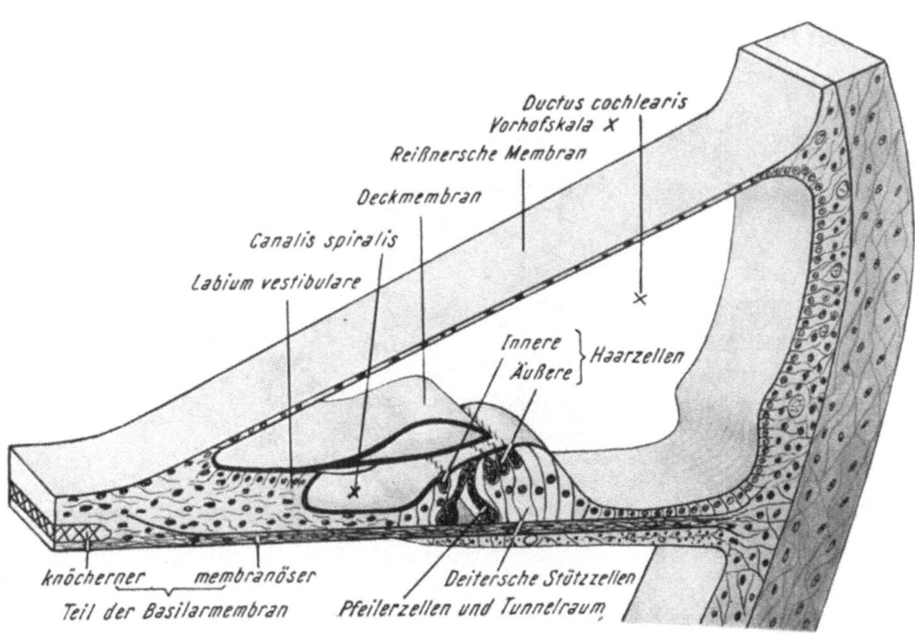

Abb. 6. Teilstück des *Cortischen* Organs (schematisch).

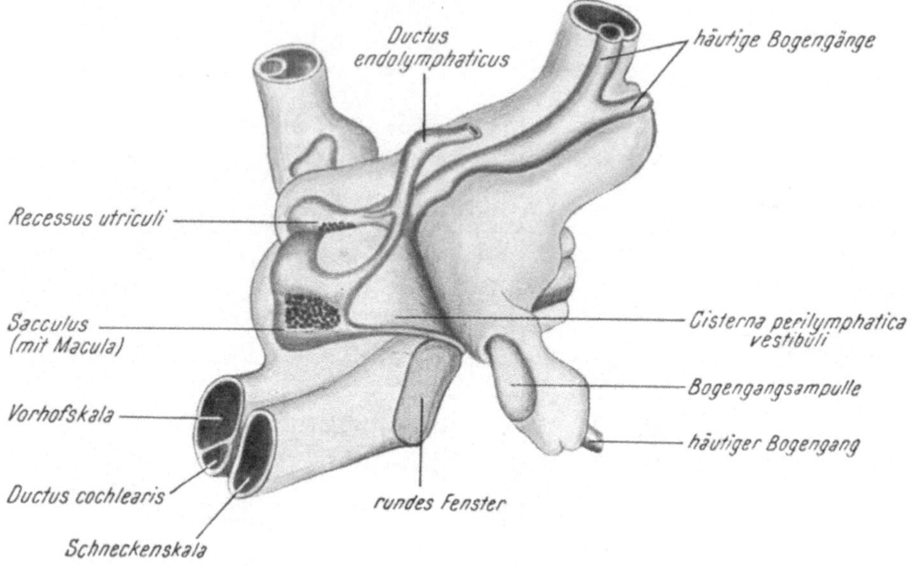

Abb. 7. Vorhof von innen gesehen.
(Nach *Eckert-Möbius* in *Denker-Kahler*, Handbuch der Ohrenheilkunde.)

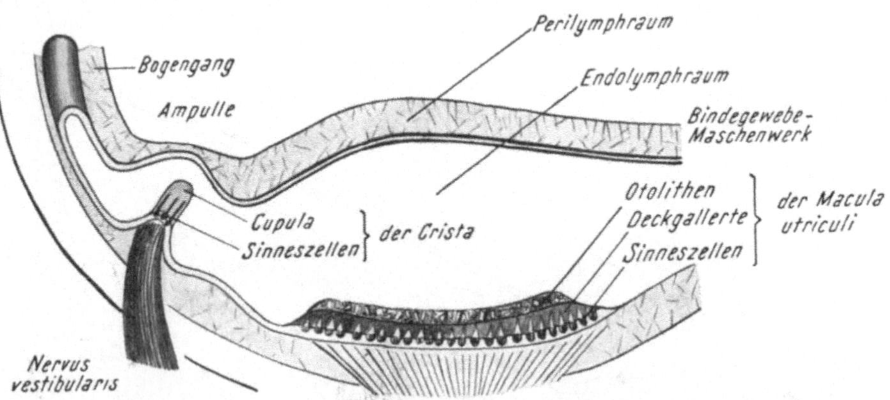

Abb. 8. Schnitt durch die Macula utriculi und die Ampulle des vertikalen Bogenganges.
(Nach *Kolmer* in *Bethe* u. a., Handbuch der gesamten Physiologie.)

gen Kapiteln besprochen werden. Im übrigen geben einige sorgfältig ausgewählte halbschematische Zeichnungen eine bessere Vorstellung als langatmige Beschreibungen.

Das Ohr wird üblicherweise in drei Abschnitte gegliedert: Äußeres, mittleres und inneres Ohr. Die beiden ersten Abschnitte sind offensichtlich nur Zuleitungswege für den Schall und als solche weniger interessant, trotzdem aber auch voll von Problematik. Sie sollen hier nur soweit besprochen werden, als das Verständnis ihrer Funktion für die Analyse der Innenohrvorgänge nötig ist. Es ist der „Reisberg", durch den man sich durcharbeiten muß, um in das Schlaraffenland des Physiologen zu kommen.

Das äußere Ohr

Zum äußeren Ohr zählt man die Ohrmuschel und den Gehörgang, der wieder einen äußeren knorpeligen bzw. häutigen und einen inneren knöchernen Anteil unterscheiden läßt (Abb. 1). Das bizarre Bild der Ohrmuschel scheint vom technischen Standpunkt der einfachste Teil des Ohres zu sein. Trotzdem beginnt bereits hier der Meinungsstreit um die Funktion.

Die eine Deutung ist die eines Schalltrichters. Die Schallwellen sollen die Unregelmäßigkeiten der Ohrmuschel umfließen wie das Wasser die Steine in einem Bach (MACH, FISCHER). Die Trichterform des Ohres ist aber durchaus nicht ideal und spricht allein schon gegen diese Erklärung. Die Vorstellung von einem Schallfluß ist reichlich primitiv, wenn man bedenkt, daß die Luftbewegungen beim Schall ganz minimale Ausmaße haben, die bis zu atomaren Größenbereichen heruntergehen. Der Gehörgang mit der Ohrmuschel bildet somit bei solchen Verschiebungen keinen Sammeltrichter, sondern eine den Schallbewegungen der Luft gegenüber riesig weite Bucht, in der die Luft je nach dem Standort der Schallquelle längs, schräg oder aber auch quer zur Gehörgangsachse ihre mikroskopisch kleinen Schwingungen durchführt. TULLIO hat darauf hingewiesen und dieser Umstand hat für die Physiologie des Trommelfells und für das Richtungshören eine entscheidende Bedeutung.

Eine andere Erklärung der Aufgabe der Ohrmuschel ist eine Resonatorenwirkung. Setzt man eine schwingende Stimmgabel beispielsweise auf eine Tischplatte auf, so wird der Ton im Augenblick deutlich verstärkt, da die Platte mit ihrer viel größeren Masse und Oberfläche als Resonator mitschwingt. Der Vorgang der Resonanz, der auch in der Musikinstrumententechnik eine bedeutende Rolle spielt (Geigenkasten usw.), hat für die Hörtheorien eine geradezu dominierende Bedeutung und wird auch beim Knochenleitungsproblem noch etwas genauer zu erörtern sein. Für eine solche Deutung der Ohrmuschelfunktion spricht ein Versuch von GEIGL: Wenn man die Ohrmuschel durch die geschlossene Hohlhand vergrößert, ohne diese jedoch ans Ohr anzulegen, so wird die Schallwahrnehmung nur wenig verbessert. Die Verbesserung nimmt aber sofort zu, wenn man mit der Hand die Ohrmuschel berührt. Besonders eindrucksvoll ist diese Verstärkung aber auch nicht und nach Verlust der Ohrmuschel ist die Hörfähigkeit nicht wesentlich eingeschränkt. Auch die Tatsache, daß eine nach Aufsetzen auf den Schädelknochen (Warzenfortsatz) bereits abgeklungene Stimmgabel bei Anlegen an die Ohrmuschel wieder gehört wird, spricht für eine solche bescheidene Resonatorenwirkung.

Eine dritte Idee war es, die Ohrmuschel mit dem Erkennen der Schallrichtung in Zusammenhang zu bringen, sie konnte aber experimentell widerlegt werden, wie das später noch besprochen werden soll.

Die Übertragung der Ohrmuschelschwingungen auf die tiefer gelegenen Ohrabschnitte erfolgt durch den Gehörgang, der durch seine Bauart die angenommene Resonatorenwirkung noch etwas verstärken kann. Die Schwingungen werden an den Rand des Trommelfells weitergeleitet, dessen Vibrationen sie somit synchron verstärken müssen. Dieses Moment hat für die Klärung des Problems der Knochenleitung eine gewisse Bedeutung und soll später noch zur Diskussion kommen.

Der Hauptzweck des äußeren Ohres scheint wohl in einer Tieferlagerung des empfindlichen Organs zu liegen. Durch die seitliche Verlaufsrichtung des Gehörganges ist außerdem bei der Vorwärtsbewegung ein gewisser Schutz gegen das Eindringen von Fremdkörpern (Zweigen und dergleichen) gegeben. Man wird im äußeren Ohr somit in erster Linie eine Schutzvorrichtung sehen und dazu eine gewisse Resonatorenwirkung annehmen können, welche die Abschwächung der Schallreize durch die versteckte Lagerung wieder auszugleichen imstande ist.

Das Mittelohr

Für den Kliniker ist das Mittelohr weitaus der bedeutsamste Abschnitt des Ohres, für den Physiologen aber von geringerer Wichtigkeit. Neben den durchziehenden Nerven (Facialis, Chorda tympani), dem angrenzenden wabenartigen Hohlraumsystem des Warzenfortsatzes, den nahegelegenen wichtigen Gebilden, wie Blutleiter, Hirnhaut usw. sind akustisch von Bedeutung eigentlich nur Trommelfell, Knöchelchenkette, Binnenohrmuskeln und Tube (Abb. 2).

Das *Trommelfell* bildet eine quer zum Schallweg gestellte Membran, den inneren Abschluß des äußeren Gehörganges. Es ist physikalisch gesehen stark gedämpft und kann daher auf Töne sehr verschiedener Frequenz ansprechen, wobei die Zusammensetzung aus verschieden langen Radiär- und Zirkulärfasern eine Rolle spielen soll. Nach BÉKÉSY besitzt es aber selbst überhaupt keine eigene Elastizität, sondern nur die dahinter liegende Luftmasse.

Die merkwürdige Trichterform erklärt HELMHOLTZ mit einer dadurch gewährleisteten besseren Kraftübertragung. Bedeutungsvoll dürfte es aber auch sein, daß durch diese Trichterform das Trommelfell auf Schall aus jeder Richtung anzusprechen in der Lage ist und niemals die ganze Membran in Pessimumstellung, d. h. genau parallel zur Schallrichtung stehen kann. Dieses Moment und auch die Schrägstellung des Trommelfelles haben eine Bedeutung für das Richtungshören und sollen später noch erwähnt werden.

Vom Trommelfell bis zum ovalen Fenster, dem eigentlichen Tor zum Innenohr, zieht die Kette der drei *Gehörknöchelchen*, Hammer, Amboß und Steigbügel. Ihre merkwürdige Gestaltung hat Anlaß zu ausführlichsten Untersuchungen und Argumentationen gegeben. Es wurden die konpliziertesten Experimente und mathematischen Berechnungen durchgeführt und trotz allem besteht noch immer keine restlose Einigkeit über ihre Funktionsweise.

Die erste Streitfrage war, ob in der gelenkähnlichen Verbindung zwischen Hammer und Amboß bei der Schallübertragung Bewegungen auftreten oder nicht. Von HELMHOLTZ wurde sogar ein Sperrzahnmechanismus zwischen Hammer und Amboß angenommen. Nach langen Debatten ist man heute zum Schluß gekommen, daß Bewegungen hier doch normalerweise nicht vorkommen. Das Gelenk ist gar kein richtiges und vergleichende Untersuchungen bei Säugetieren ergaben, daß dort zum Teil völlige Verknöcherungen in der Kette zu finden sind (FREY). Auch durch Experimente wurde diese Ansicht gestützt und man kann heute annehmen, daß das Hammer-Amboß-Gelenk nur bei stärkster Schalleinwirkung als eine Art Sicherheitsventil in Funktion tritt, vergleichbar etwa den „Sollbruchstellen" im Flugzeugbau.

Die zweite Annahme, über die noch weniger Einigkeit herrscht, ist die einer Hebelwirkung durch die Knöchelchenkette. Nach HELMHOLTZ soll der kurze Amboßfortsatz dabei das Hypomochlion für einen einarmigen Hebel bilden (Prinzip des Nußknackers), der die Trommelfellschwingungen mit verringertem Ausschlag, aber mit verstärkter Kraft auf das ovale Fenster weiterleitet und dadurch dem dichteren Medium der Labyrinthflüssigkeit anpaßt (Abb. 2). DAHMANN zweifelte in einer ganz ausführlichen Arbeit diesen Mechanismus an. Er anerkannte auch ein Hebelprinzip, allerdings mit anderem Drehpunkt und mit geringerem Kraftgewinn, der gerade nur ausreichen soll, den mechanischen Verlust durch die Gliederung der Knöchelchenkette in mehrere Teile wieder auszugleichen.

Wenn man allerdings bedenkt, daß dieser Drehpunkt — wohin immer man ihn verlegt — nur durch das lockere Bandwerk gegeben erscheint, das die Knöchelchen in ihrer Lage hält, und weiter, daß die akustischen Schwingungen des Steigbügels nur Hundertstel von Millimetern ausmachen (BEZOLD), so kann man von einer Hebelwirkung überhaupt nicht mehr gut sprechen. Dazu müßte der Drehpunkt haarscharf präzise und nicht einmal um mikroskopische Ausmaße verrückbar sein; genau so, wie man bei schlotterndem Gelenk des Nußknakkers erst dann einen Druck auf die Nuß ausüben kann, wenn das Gelenk durch Zusammendrücken der beiden Griffe „gespannt", d. h. an der Grenze seiner Schlotterbeweglichkeit angelangt ist.

Gegen eine Hebelwirkung bzw. die angenommene entscheidende Bedeutung einer solchen spricht auch noch ein sehr wichtiges Argument aus der vergleichenden Entwicklungsgeschichte. Vögel haben an Stelle der dreifach gegliederten Knöchelchenkette einen einzigen säulenartigen Übertragungsknochen zwischen Trommelfell und ovalem Fenster, die „Columella". Hier ist eine Hebelwirkung natürlich ausgeschlossen. Es besteht aber kein Zweifel an der guten Hörfähigkeit der Vögel und wenn Papageien die menschliche Stimme nachahmen können, so müssen sie diese auch in allen Einzelheiten wahrnehmen. Einen integrierenden Teil der Mechanik des Hörens kann somit die Gliederung der Knöchelchenkette nicht bilden. Man wird ihr eine reine Schutzfunktion im oben dargestellten Sinne zuschreiben müssen.

Man muß sich hier überhaupt fragen, warum die Natur eigentlich diesen ganzen komplizierten Mittelohrmechanismus aufgebaut hat. Es muß doch eine möglichst große schallempfangende Fläche erwünscht sein und eine ebenfalls möglichst große schwingende Fläche im Körperinnern, von der dann irgendwie der Sinnesreiz abgeleitet werden kann. (Diese zweite Membran muß unter Wasser schwingen, weil Luft nach physiologischen Gesetzen sofort resorbiert werden müßte.) Nun wäre es doch am einfachsten, diese beiden Flächen (also Trommelfell und Basilarmembran mit dem eigentlichen Sinnesorgan) unmittelbar hintereinander zu schalten. Warum ist das nicht geschehen?

Die Antwort auf diese Frage ergibt sich, wenn man die physikalische „Konstruktionsaufgabe" gedanklich zu verfolgen sucht. Neben der Forderung nach möglichst großen schwingenden Flächen steht nämlich noch die nach einer möglichst geringen zu verschiebenden Masse, um die Empfindlichkeit dieses Registrierapparates zu erhöhen. Dies bedeutet wieder die gegensätzliche Forderung nach einer möglichst kleinen schwingenden Fläche. Die Natur hat diesen Zwiespalt sehr einfach dadurch gelöst, daß sie sowohl eine große (Trommelfell), als auch eine kleine Membran (ovales Fenster) gebildet und beide fest durch die Knöchelchenkette verbunden hat. Dadurch ist nun das Ziel einer kleinen, aber mit großer Amplitude schwingenden Membran erreicht, die neben den physikalischen Vorteilen noch den der geringeren Verletzlichkeit hat. Das Größenverhältnis von Trommelfell zu ovalem Fenster ist dabei mehr als 20 : 1.

Die beiden *Binnenohrmuskeln* bilden vielleicht den unklarsten Abschnitt des an Problemen und Meinungsverschiedenheiten so reichen Raumes der Mittelohrphysiologie. Der vom Nervus trigeminus innervierte Musculus tensor tympani zieht den unteren Abschnitt des Hammers und mit ihm das Trommelfell nach einwärts. Er liegt in einem Knochenkanal parallel der Tube und seine Sehne verläuft quer durch das Mittelohr. Der dem Nervus facialis angehörige Musculus stapedius hat eine andere Zugrichtung, er zieht den Steigbügel an seinem Köpfchen nach rückwärts und kantet ihn dadurch (Abb. 2).

Endlose Untersuchungen und Debatten über die eigentliche Bedeutung dieser kleinen Muskeln haben nur zu vorläufigen Ergebnissen geführt. Man nahm früher eine antagonistische Wirkung an, da die Muskeln die Knöchelchen annähernd in entgegengesetzte Richtung ziehen sollen (POLITZER u. a.). Heute ist man von dieser Ansicht abgekommen, weil sie sich in ihrem Gesamteffekt doch unterstützen (KISCH). Nach HELMHOLTZ dient der Tensor zur Festigung des Schalleitungsapparates, zur Gewährleistung einer genaueren Übertragung, hat also eine rein akustische Funktion. Andere ältere Autoren vermuteten die Herstellung eines bestimmten, optimalen Spannungszustandes, die Einstellung auf besondere Klänge („Lauschmuskeln" nach OSTMANN, Akkomodationseinrichtung nach MACH usw.).

Dann wieder wurde beobachtet, daß diese Muskeln besonders bei starken Reizen ansprechen und die Schwingungsfähigkeit des Mittelohrapparates dämpfen, man nahm also eine Schutzfunktion an (KOBRAK u. a.). BÉKÉSY wieder verneint in neuester Zeit eine Schutzwirkung und sieht diese nur in einer auch ohne Zutun der Muskeln grundsätzlich geänderten Schwingungsweise des Steigbügels bei lauten Tönen.

Leitungsbesserung — Akkomodation — Schutzfunktion sind heute noch die möglichen gegensätzlichen Anschauungen. Es läßt sich nun durch eine einfache logische Überlegung zeigen, daß dies gewissermaßen ein Streit „um des Kaisers Bart" ist, in dem alle Recht haben. Ganz ohne Berücksichtigung der näheren Umstände muß man feststellen, daß ein am Schalleitungsapparat angreifender Muskel durch seine Kontraktion die Schallübertragung nur entweder fördern oder hemmen kann, eine dritte Möglichkeit ist nicht gegeben. Grundeigen-

schaft des Muskels, durch die er sich von allen übrigen Geweben des
Körpers unterscheidet, ist es nun, keine immer gleichbleibende Spannung zu haben, sondern wahlweise entweder in bestimmtem Maße
gespannt oder erschlafft zu sein. Der Muskel am Schalleitungsapparat
muß daher ganz zwangsläufig beide Funktionen haben, entweder die
Schalleitung zu verbessern, oder sie zu verschlechtern, wobei es vorläufig völlig irrelevant ist, ob die Spannung verbessert und die Erschlaffung verschlechtert oder umgekehrt. Verbesserung der Schallleitung heißt Verdeutlichung des Reizes, Verschlechterung dagegen
heißt Schutz; beides zusammen je nach Bedarf in Funktion tretend
aber nennt man Akkomodation.

Ohne also die näheren Einzelheiten der Wirkungsweise dieser
Muskeln überhaupt zu kennen, kann man schon sagen, daß sie unter
allen Umständen Akkomodationseinrichtungen sein müssen.

Genaue Beobachtungen haben nun ergeben, daß im Gegensatz
zur HELMHOLTZschen Ansicht die Spannung der Muskeln die Schallübertragung hemmt. LÜSCHER führte bei Trommelfellperforationen
direkte Beobachtungen mit dem Ohrmikroskop durch; BEZOLD fand
nach Durchschneidung des Tensors eine Vergrößerung der Bewegung
der Schalleitungskette, KATO bei Stapediuskontraktion eine Herabsetzung. Besonders bedeutsam ist die klinische Beobachtung von ERB,
der nach Fazialislähmung (und mitbedingter Ausschaltung des Musculus stapedius) eine besondere Hellhörigkeit, eine Hyperakusis fand.
KATO wies nach, daß in Fällen von außer-Funktion-gesetzten Binnenohrmuskeln durch starke Schallreize früher eine Innenohrschädigung
hervorgerufen wurde.

Man kann demnach abschließend annehmen, daß die Binnenohrmuskeln eine Akkomodationseinrichtung darstellen, die etwa der Iris
des Auges entspricht, wobei die Kontraktion den Reiz herabsetzt und
die Erschlaffung ihn verdeutlicht. Die tatsächliche Bedeutung dieser
Einrichtung ist allerdings sehr viel geringer als die der Iris; die
Dämpfung starker Töne erfolgt im wesentlichen durch ein ganz einfaches physikalisches Prinzip, das vollkommen automatisch arbeitet: Dadurch nämlich, daß die Exkursionen der schwingenden Membranen bei Zunahme des Schalldruckes nicht linear wachsen, sondern
bis zur Erreichung der Dehnungsgrenze in immer geringerem Maße
zunehmen. Die Schutzkomponente der Binnenohrmuskeln wird weiterhin durch ebenfalls „automatisch" arbeitende physikalische Prinzipien
ergänzt und verstärkt, unter denen die Knickungsfähigkeit der Knöchelchenkette bereits besprochen wurde. Die übrigen sollen im Kapitel
„Knochenleitung" erwähnt werden.

Die *Tube* ist als letztes akustisch interessantes Detail des Mittelohres kurz zu streifen. Ihre Aufgabe besteht im wesentlichen in einer Ventilation der Paukenhöhle, der Herstellung des gleichen Luftdruckes wie in der Außenwelt. Wie erwähnt wird nach allgemeinen physiologischen Gesetzen Luft aus abgeschlossenen Hohlräumen im Körper resorbiert und dies würde auch im Falle des völligen Abschlusses der Paukenhöhle geschehen. Das beobachtet man auch, wenn beim Tubenkatarrh dieses Ventil durch Schleimhautschwellung dauernd verschlossen ist. Bei ständig offener Kommunikation der Paukenhöhle mit dem Außenraum würde dagegen nach MACH der Schall das Trommelfell von beiden Seiten treffen und den Höreffekt verringern. Der beste Nutzeffekt ist somit durch zeitweilige Ventilation gegeben (TOYNBEE, zit. nach MARX). Als Abzugskanal für Sekrete dürfte die Tube nicht angelegt sein (KISCH).

Das ganze Mittelohr dient somit akustisch der Schallzuleitung zum Innenohr und der Akkomodation, d. h. der fallweisen Reizverstärkung oder -Schwächung. Wie zahlreiche Versuche gezeigt haben und auch durch die einfache Entfernung von Trommelfell, Hammer und Amboß (sogenannte Radikaloperation) erwiesen ist, betrifft diese Wirkung vor allem die tiefen Töne.

Das ist nicht weiter überraschend, wenn man bedenkt, daß die hohen Töne sich von den tiefen durch zahlreichere, aber dafür weniger weite Exkursionen der schwingenden Flächen auszeichnen. Das kleine ovale Fenster wird demnach ohne Unterstützung des Mittelohrapparates die hohen Töne relativ besser aufnehmen können und die Vergrößerung der Auffangflächen muß gleichzeitig eine Verbesserung der Aufnahme tiefer Töne bewirken. Auch im Innenohr werden sich Besonderheiten zeigen, die gerade die Verstärkung tiefer Töne notwendig machen.

Es sind im wesentlichen hier nur die im Mittelpunkt des Interesses stehenden, gewissermaßen „diskutablen" Ansichten dargelegt worden. Aber schon hier beginnt das Feld der hemmungslosen Spekulation und auch vom Mittelohrapparat ist schon so ziemlich alles behauptet worden, was überhaupt denkbar erscheint: Der Mittelohrapparat hat überhaupt keine akustische Funktion, sondern nur eine mechanische, rückläufige, dämpfende, der Schall tritt nicht über das ovale, sondern über das runde Fenster in das Innenohr ein, die Fenster sind überhaupt überflüssig, das Trommelfell dient dazu, das Ohr vor Schalleinwirkungen zu bewahren usw. usf. Die verworrensten Ansichten können hier unwidersprochen und sozusagen „gleichberechtigt" weiterbestehen, weil auch die besser fundierten Meinungen nicht einheitlich akzeptiert sind.

Die sogenannte Knochenleitung

Schon frühzeitig fiel den Otologen bei Experimenten mit Stimmgabeln eine sehr merkwürdige Tatsache auf. Setzt man den Stiel einer schwingenden Stimmgabel direkt auf den Schädelknochen, so hört man den Ton nunmehr in „Knochenleitung". Wenn man jetzt nach Abklingen der Stimmgabel ein Ohr mit dem Finger verschließt, so wird der verklungene Ton plötzlich wieder wahrnehmbar. Die genauere Untersuchung dieses Phänomens ergibt, daß bei allen möglichen Schäden am Schalleitungsapparat diese sogenannte Knochenleitung (wie man ungenauerweise auch die Wahrnehmungsdauer bei Knochenleitung nennt) verlängert ist, bei Verschluß des Gehörganges, Entzündung oder Erguß im Mittelohr usw. und auch bei Entfernung von Trommelfell, Hammer und Amboß, wie dies bei manchen Erkrankungen als sogenannte Radikaloperation oft notwendig ist. Es tritt also das sonderbare Phänomen auf, daß man unter bestimmten Bedingungen mit dem kranken Ohr absolut (und nicht nur relativ) besser hört als mit dem gesunden. Diese Erscheinung ist theoretisch und klinisch von besonderer Wichtigkeit, da sie streng auf den Leitungsapparat vom Gehörgang bis zum ovalen Fenster beschränkt ist. Auf ihr beruhen die bekannten Versuche nach WEBER, RINNE und SCHWABACH, mit denen der Kliniker entscheiden kann, ob eine Hörstörung im Leitungssystem oder tiefer im Innenohr bzw. Hörnerven gelegen ist.

Es ist verständlich, daß man sich um die Erklärung dieser interessanten Tatsache ganz besonders bemüht hat, zumal hier ein rein physikalisches Problem vorliegt, das zu lösen mit unseren gegenwärtigen Mitteln unbedingt möglich sein müßte. Auch für die Hörtheorien ist die Beantwortung dieser Frage entscheidend, da ohne Klarstellung der Schalleitungsverhältnisse jede Hörtheorie in den Bereich der Spekulation fallen müßte. Umso überraschender ist es, daß eine solche Lösung noch nicht gelungen zu sein scheint.

Die kritische Durchsicht dieses Teilproblems, die hier in kurzen Zügen gebracht werden soll, ist allerdings manchmal nicht ganz einfach. Trotzdem möge auch der ungeduldigere Leser dieses Kapitel wenigstens kurz durchblättern. Es sollen hier einige anatomische und physikalische Grundtatsachen besprochen werden, die in dem viel interessanteren Abschnitt über die Hörtheorien dann gebraucht werden.

Von verschiedenen vergeblichen und leicht zu widerlegenden Erklärungsversuchen abgesehen stehen sich heute noch zwei Knochenleitungstheorien gegenüber, die vielleicht gleich viele Anhänger besitzen, beide aber nicht restlos befriedigen können und zahlreichen Gegenargumenten ganz hilflos ausgesetzt erscheinen.

Die erste dieser Theorien ist die alte „Schallabflußtheorie" des Physikers MACH. Nach seiner Ansicht kommt es zu einer Art von Schallstauung, d. h. der am Abfluß gehinderte Schall wirkt sich im Innenohr im Sinne einer verstärkten und verlängerten Schallwahrnehmung aus.

Nun ist die Vorstellung von einem Schall-„Fluß" schon ziemlich primitiv und kaum als richtige Erklärung zu werten. Man könnte ja genau so gut sagen: Je mehr Schall durch das Ohr „durchfließt", je größer also die Ableitung ist, desto stärker muß die Wahrnehmung werden, was eine genaue Umkehrung der Tatsachen wäre.

Dazu kommt noch, daß die Theorie verschiedene Versuchsergebnisse am radikaloperierten Ohr nicht erklären kann. KLEY wies beispielsweise nach, daß bei Tamponade einer Radikaloperationshöhle mit paraffingetränkter Watte die Hörfähigkeit durch Luftleitung abnimmt, gleichzeitig aber auch die aus dem Ohr „abfließende" und objektiv meßbare Schallenergie, was den MACHschen Grundprinzipien absolut widerspricht. Auch aus der freien Radikalhöhle ist nach KLEY objektiv stärkerer Schall abzuleiten als bei normalem Mittelohr, obwohl die hier verstärkte Tonwahrnehmung nach MACH einen geringeren Schallabfluß zur Voraussetzung haben müßte.

Ein besonders schwerwiegendes Argument gegen diese Theorie aber bildet der sogenannte GELLÉsche Versuch: Preßt man mit Hilfe eines Ballons Luft in den Gehörgang, so wird die Stimmgabel nicht nur auf dem Luftleitungsweg, sondern auch durch Knochenleitung kürzer gehört. Dies ist die einzige Maßnahme am Leitungsapparat, die ein genau umgekehrtes Ergebnis zur Folge hat wie alle anderen Schalleitungshindernisse und damit der Theorie den Boden entzieht, da ein rein physikalisches Prinzip keine Ausnahmen zulassen kann. Es wurde versucht, zur Rettung der Theorie eine Druckwirkung auf das Innenohr anzunehmen, doch ist dieses Argument sowohl theoretisch als auch experimentell leicht zu widerlegen; vor allem durch die Tatsache wird es entkräftet, daß der GELLÉsche Versuch am radikaloperierten Ohr negativ ausfällt, wo ohne vorgeschaltetes Trommelfell am ehesten eine Druckwirkung auf das Innenohr anzunehmen wäre.

Die zweite, heute noch zum Teil anerkannte Theorie geht auf die Annahme BEZOLDS zurück, daß auch bei Knochenleitung der Schall den gleichen Weg nähme wie bei Luftleitung, nämlich über das Trommelfell und die Knöchelchenkette. Diese Ansicht einer rein „osteotympanalen" Leitung ist allerdings leicht zu widerlegen, da dann nach Radikaloperation die Knochenleitung nicht verlängert sein dürfte, sondern auf Null absinken müßte.

Nun wurde durch BRÜNINGS, KRAINZ und andere Forscher diese Idee insofern weiter ausgebaut, als gewissermaßen eine Mittellösung versucht wurde: Der Schall soll seinen Weg zum Innenohr zum Teil direkt über den Knochen, zum anderen Teil aber über Trommelfell und ovales Fenster nehmen und zwischen diesen beiden Wellenzügen käme es dann zu Interferenzerscheinungen, die die verschiedenen Knochenleitungsphänomene erklären sollen. Diese Phasendifferenztheorie ist außerordentlich elegant ausgearbeitet und bestechend, leider aber bei kritischer Beleuchtung vielleicht noch gewichtigeren Einwänden ausgesetzt als die Schallabflußtheorie.

KRAINZ legte in Felsenbeinpräparaten kleinste Spiegelchen auf Trommelfell und Labyrinthknochen und fand bei seinen Messungen je nach den Versuchsbedingungen eine Phasendifferenz von $^1/_{10}$ bis $^1/_{20}$, höchstens aber $^1/_4$-Schwingungen, die er den beiden angenommenen Wellenzügen zuschrieb. Somit müßten sich diese beiden Komponenten immer gegenseitig verstärken, weil ja Druck- und Entlastungsphase nahezu zusammenfallen und niemals vollkommen verschoben auftreten, und nur das Ausmaß dieser gegenseitigen Verstärkung könnte mit der Phasendifferenz etwas variieren. Man müßte also zwingend annehmen, daß bei völliger Ausschaltung einer der beiden Komponenten, etwa der „osteotympanalen" durch Radikaloperation, eine Verringerung des Höreindruckes bei Knochenleitung auftritt, während bekanntlich genau das Gegenteil zutrifft.

Es kann auch bei dieser Annahme durchaus nicht gleichgültig sein, aus welcher Richtung der Schall auf das Ohr eintrifft. Wird das Trommelfell durch den Knochenschall von der Kante her erreicht, so müßte der osteotympanale Wellenzug schwächer sein, als wenn das Trommelfell quer zu seiner Fläche getroffen wird. Es müßte demnach am Schädel Punkte mit ausgesprochenen Maximis und Minimis der Knochenleitung geben, was jedoch nicht der Fall ist.

Die Schwingungen des Stimmgabelstiels müssen im Weg über das Labyrinth außerordentlich verstärkt werden, weil die Kompression des ganzen Labyrinthblockes sich nur auf die kleinen Fenster als einzige Ausweichstelle auswirken kann, ähnlich wie die Flüssigkeit auch bei ganz geringem Druck auf einen Ballon in einem kapillaren Ansatzrohr deutlich steigt. Im Weg über das Trommelfell aber, durch den zweiten hypothetischen osteotympanalen Wellenzug müßten die Schwingungen weitgehend abgeschwächt werden, weil das Trommelfell bei Knochenleitung ja nur am Rand getroffen wird und wie ein Stoßdämpfer wirken muß, wie eine Wagenfeder, die die Erschütterungen der Räder vermindert. Der im Weg über das Labyrinth vielfach verstärkten Bewegung des Stimmgabelstiels steht demnach eine hochgradig gedämpfte osteotympanale Welle gegenüber, von der wieder durch die geringe Phasenverschiebung nur ein Bruchteil zur Wirkung kommen kann. Von einer Beeinflussung der Knochenleitungsdauer auch nur um wenige Sekunden durch diesen zweiten hypothetischen Wellenzug kann keine Rede sein.

Der GELLÉsche Versuch, die Klippe der Schallabflußtheorie, erfährt mit dieser Hypothese auch keine Deutung. Es könnten noch weitere Argumente gebracht werden, doch genügen die angeführten vollkommen, um die Ungültigkeit dieser Theorie zu erweisen.

Wenn also auch diese beiden noch bevorzugten Knochenleitungstheorien falsch sind, so kann nur eine völlig neue und vorurteilsfreie Analyse zum Ziel führen. Ein osteotympanaler Weg kommt nach den obigen Überlegungen nicht in Frage. Man muß daher von der naheliegenden Annahme direkt übergeleiteter, rhythmischer Kompressionen des Labyrinthblockes ausgehen und untersuchen, wie diese zu einem Höreindruck führen und wodurch dieser in weiterer Folge beeinflußt werden kann.

Auf seine einfachsten Grundlagen zurückgeführt bildet das Gehörorgan eine Reihe von fünf hintereinander geschalteten und quer zur Schallrichtung gestellten schwingenden Membranen, die durch vier zwischengeschaltete und auf ganz verschiedenartigen Prinzipien beruhende Übertragungssysteme aneinder gekoppelt sind (Abb. 1): Ohrmuschel — Gehörgang, Trommelfell — Knöchelchenkette, ovales Fenster — Vorhofswassersäule, Basilarmembran als eigentliche „Endstation", Wassersäule der Schneckentreppe und rundes Fenster als umgekehrt geschaltetes System zum Schwingungsausgleich. Normalerweise durchläuft der Schall diese Stationen in der angegebenen Reihenfolge. Der Knochenschall geht jedoch von der Verdrängung des Labyrinthinhalts nach den Fenstern aus und durchläuft nur die letzte Station bis zum runden Fenster in gewohnter Weise, die anderen drei aber in umgekehrter Richtung. Daraus ergeben sich ganz unterschiedliche Wirkungen, die nun genauer zu analysieren sind.

Die rhythmischen Labyrinthkompressionen durch den Knochenschall müssen die praktisch inkompressible Endolymphe nach dem Ort des geringsten Widerstandes zu verdrängen suchen und das sind die beiden Innenohrfenster. Nun ist das ovale Fenster durch die Steigbügelfußplatte weitgehend versteift und demnach wesentlich weniger beweglich als das runde (Exkursionsweiten nach BEZOLD wie 1:4). Es wird also die Endolymphe hauptsächlich zum runden Fenster hin ausweichen müssen und durch diese Ungleichheit der Flüssigkeitsbewegung kommt es zu einer rhythmischen Verschiebung der Basilarmembran mit dem CORTISchen Organ und damit wieder zum Höreindruck. Am radikaloperierten Ohr (bei fehlendem Mittelohrapparat) erklärt diese schon natürlich bestehende Schwingungsdifferenz der Fenster die verlängerte Knochenleitung in diesen Fällen. Das sogenannte Helikotrema, der Übergang der beiden Skalen ineinander

in der Schneckenspitze, ist durch ein bindegewebiges Maschenwerk
zum Teil verschlossen und dadurch nur zu langsamem Druckausgleich, nicht aber zu Flüssigkeitsverschiebungen in tausendstel Sekunden geeignet.

Es zeigt sich also, daß in diesem Ohrabschnitt das Knochenleitungsproblem ausschließlich ein rein mechanisches ist. Akustische Prinzipien, wie Schalleitungs- und Strahlungsfähigkeit, Resonanz usw.
spielen keine Rolle, maßgebend für die Stärke des Höreindruckes ist
nur die Differenz in der mechanischen Beweglichkeit der beiden
Fenster. Könnte man durch irgendwelche Maßnahmen die Exkursionsfähigkeit der Fenster einander genau angleichen, so müßte selbst bei
stärkstem Knochenschall jeder Höreindruck verlöschen, da die Basilarmembran bei gleicher Verschiebung beider Wassersäulen stillstehen
würde. Bei vollkommener Versteifung des ovalen Fensters allein, wie
es bei der sogenannten Otosklerose vorkommt, wird man dagegen die
höchsten Knochenleitungswerte erwarten müssen, wie sie auch tatsächlich dann gefunden werden.

Den nächsten Abschnitt, vom Knochenleitungsweg gesehen, bildet
das Mittelohr. Hier muß die auffällige Tatsache eine Erklärung finden,
daß ohne Mittelohr die Knochenleitung besser ist, daß ein normales
Mittelohr sie also herabsetzt. Das ist nur möglich, wenn der Mittelohrapparat die Fensterschwingungen angleicht, d. h. also die Exkursionen des ovalen Fensters vergrößert. Die ovale Membran ist nun zum
Unterschied von der runden durch den Steigbügel mit den angeschlos-
senen beiden anderen Knöchelchen belastet und eine solche Belastung
wirkt tatsächlich vergrößernd auf die Schwingungsweiten. Ein einfaches Experiment kann dieses Prinzip demonstrieren: Entfernt man
von einer großen Stimmgabel die Belastungsgewichte und setzt man
sie dadurch in Schwingung, daß man ihre Branchen bis zur Berüh-
rung aneinanderdrückt und dann losläßt, so kann man ihre Schwingungsweite über einem Meßband leicht bestimmen. Setzt man nun die
Gewichte wieder auf und wiederholt den Vorgang, so wird man jetzt
eine erhöhte Schwingungsweite finden. Die Gewichte reißen in den End-
stellungen die Zinken durch ihre Trägheit weiter und vergrößern damit
den Ausschlag. Genau das gleiche Prinzip ist bei belasteten schwingenden Membranen wirksam und damit läßt sich auch für den Mittel-
ohrbereich die Knochenleitungsbeeinflussung auf einen rein mechanischen Faktor zurückführen.

Der dritte Ohrabschnitt, das äußere Ohr, zeigt wieder ein ganz
anderes Übertragungsprinzip. Die Vibrationen der Ohrmuschel werden hier nicht auf die Mitte des Trommelfells, sondern durch den
röhrenförmigen Gehörgang an dessen Rand weitergeleitet. Außerdem
bildet das äußere Ohr dem mittleren und inneren gegenüber eine gewal-

tige Masse, so daß bei retrograder, vom Labyrinth her veranlaßter Schwingung keine Verstärkung mehr denkbar ist. Wenn man im obigen Beispiel Kilogewichte an den Stimmgabeln befestigen würde, so wäre das Ergebnis auch keine Schwingungsverstärkung, sondern eine Hemmung. So müssen auch die Mittelohrvibrationen bei Knochenleitung durch das äußere Ohr gebremst werden, was eine Erhöhung der Schwingungsdifferenz der Fenster und damit Tonverstärkung zur Folge hat. Auch beim äußeren Ohr ist es also die mechanische Beeinflussung der Fenster, die die Knochenleitung reguliert.

Wie man durch Radikaloperation den Mittelohrapparat ausschalten und mit der verstärkten Knochenleitung die theoretische Forderung experimentell bestätigen kann, so gibt es überraschenderweise auch eine Möglichkeit, in ähnlicher Weise die Wirkung des äußeren Ohres auf die Knochenleitung auszuschalten. Dies läßt sich erreichen, indem man den Gehörgang durch erhöhten Luftdruck an seine knöcherne Unterlage anpreßt, also durch den erwähnten GELLÉschen Versuch, der durch die bisherigen Theorien nicht gedeutet werden konnte. Wie zu erwarten, bewirkt die Ausschaltung der Bremswirkung des äußeren Ohres eine verbesserte Mittelohrschwingung, einen Schwingungsangleich der Fenster und damit eine herabgesetzte Knochenleitungswahrnehmung.

Während also bei normaler Luftleitung äußeres Ohr und Mittelohr synergistisch tonverstärkend wirken, ist dies bei Knochenleitung, bei Stoßrichtung von innen her nicht der Fall: Das Mittelohr gleicht die Schwingungen der Fenster einander an und schwächt dadurch den Höreindruck, das äußere Ohr aber wirkt bremsend und differenzverstärkend und intensiviert dadurch die Hörwahrnehmung.

Mit diesem System lassen sich nun alle Erklärungsschwierigkeiten der alten Theorien umgehen und alle experimentellen und pathologischen Verhältnisse genau darlegen und sogar vorausbestimmen. Ohrschmalzpfropf, Tubenverschluß, Trommelfellperforation, Exsudatbildung usw. reihen sich so zwanglos und selbstverständlich in diesen Erklärungsmechanismus ein, daß sie im einzelnen gar nicht besprochen zu werden brauchen.

Das Knochenleitungsproblem ist demnach eigentlich kein akustisches, sondern ein rein mechanisches, da es von einer rein mechanischen Größe abhängt, nämlich einzig und allein von der mechanischen Beeinflussung der Schwingungsdifferenz der beiden Innenohrfenster. Schwingungsweite und Lautstärke sind durchaus nicht identische oder auch nur parallelgehende Begriffe. Der Ton einer angeschlagenen Metallmasse, z. B. einer Kirchenglocke, ist viel lauter als etwa der einer wesentlich weiter ausschwingenden Gitarresaite. Im Ohr kommt es aber für den endgültigen Höreindruck immer nur auf die absoluten

Schwingungsweiten der einzelnen Bauelemente an. Diese wichtige Erkenntnis hat auch für das Verständnis der Hörtheorien eine große
Bedeutung.

Die objektiv bei Knochenleitung aus einem Ohr ableitbare Schallenergie ist abhängig von der Schwingungs-*Summe* beider Innenohrfenster, d. h. von den gesamten dabei auftretenden Druckschwankungen im Mittelohr; die subjektive Hörwahrnehmung aber geht der
Schwingungs-*Differenz* der Fenster parallel, denn nur diese ist der
Ausdruck für eine periodische Verlagerung der Basilarmembran. Die
objektiv meßbare Energie muß beispielsweise unverändert bleiben,
wenn statt genau gleich starker Schwingung beider Fenster eines
allein doppelt so ausgiebig bewegt wird; während aber im ersten Falle
überhaupt keine Verschiebung der Basilarmembran und damit auch
keine Hörwahrnehmung möglich ist, käme es im anderen Falle zu
einem besonders lauten Knochenleitungston. Objektiv abfließende
Schallenergie und Hörwahrnehmung bei Knochenleitung sind demnach
zwei Größen, die niemals in funktioneller Abhängigkeit voneinander
stehen können. Dieser entscheidende physikalische Fehler in der heute
immer noch bevorzugten MACHschen Schallabflußtheorie muß hier
ganz deutlich herausgestellt werden.

Als interessantes Nebenergebnis dieser Analyse zeigt sich eine
fünffache Schutzeinrichtung des Innenohres gegen Überdruck, der die
Basilarmembran mit dem CORTIschen Sinnesorgan schädigen könnte:
1. das Trommelfell, das durch seine begrenzte Spannungsfähigkeit vor
verstärktem Schalldruck schützt, 2. die Knickungsfähigkeit der Knöchelchenkette, 3. die schwächere Exkursionsfähigkeit der Steigbügel-
membran gegenüber der des runden Fensters, 4. die Wirkung der
Binnenohrmuskeln, die Trommelfell und ovale Membran spannen
können und 5. das durch ein Balkenwerk verengte, aber doch nicht
vollkommen verschlossene Helikotrema, das im Falle des Überdruckes
in einer Skala ebenfalls einen Druckausgleich ermöglichen kann.

Es war leider notwendig, diese etwas trockenen physikalischen
Grundlagen genauer zu besprechen, da sie den Schlüssel zum Verständnis der wesentlich interessanteren Innenohrvorgänge abgeben.

Schnecke und Hörtheorien

Das Innenohr stellt ein verschlungenes Hohlraumsystem dar, das
in den harten Labyrinthknochen eingebettet ist und nur durch die beiden membranös verschlossenen Fenster gewissermaßen zur Außenwelt
in Beziehung tritt (Abb. 1). Anatomisch und histologisch zeigt es eine
klare Dreiteilung: In der Mitte liegt der sogenannte Vorhof, vorne die
spiralig gewundene Schnecke und rückwärts das System der drei halb-

zirkelförmigen Kanäle (Abb. 3 und 4). Dieser komplizierten Form paßt sich ein dünnes, in sich geschlossenes Schlauchsystem an, das alle diese drei Innenohrteile durchzieht und die eigentlichen Sinnesendstellen beherbergt (Abb. 4).

Bei den äußeren Abschnitten des Ohres gibt es eigentlich nur Meinungsverschiedenheiten in Fragen sekundärer Wichtigkeit, wenn auch ihre Klärung das Verständnis des Vorganges beim Hören wesentlich erleichtern kann. Im Innenohr aber kommen wir in das Zentrum der Probleme. Hier herrschen Unklarheiten nicht nur über die nähere Arbeitsweise, sondern selbst über den Zweck ganzer Sinnesorgane. Bis heute ist eigentlich nur so viel ganz sicher, daß die Schnecke das klanganalysierende Teilorgan darstellt und damit eigentlich die wichtigste Zwischenstation der Reizleitung beim Vorgang des Hörens zwischen Ohrmuschel und Hirnrinde. Da auch die äußeren Abschnitte des Ohres rein akustische Funktionen haben, soll dieser doch irgendwie enger zugehörige Innenohrteil zuerst besprochen werden.

Die Schnecke bildet ein gewundenes Rohr, das durch eine durchlaufende Scheidewand in zwei gleich große „Skalen" geteilt ist (Abb. 4 und 5). Die sogenannte Vorhofskala beginnt beim ovalen Fenster, durchläuft die zweieinhalb Schneckenwindungen und endigt in der Schneckenspitze im Helikotrema, einem durch ein Maschenwerk von Bindegewebe unvollständig verschlossenen Übergang in die parallellaufende „Schneckenskala", die zum runden Fenster zieht. Die Trennung der beiden Skalen erfolgt durch eine Scheidewand, die am Querschnitt im inneren Anteil knöchern („Modiolus"), im äußeren membranös ausgebildet ist. Der membranöse Teil ist die für die Hörtheorien so wichtige Basilarmembran, ein langgezogenes, gegen die Schneckenspitze zu breiter werdendes Band aus quer gestellten Faserzügen, welches das eigentliche Sinnesorgan, das ebenfalls bandförmig langgestreckte CORTIsche Organ trägt (Abb. 6). Durch eine gleichfalls durchlaufende, ganz dünne Membran wird der über der Basilarmembran liegende Anteil der Vorhofskala oder -Treppe mit dem Sinnesorgan zu einem eigenen Schlauchsystem, dem Ductus cochlearis abgeschlossen, der also zwischen die beiden Treppen zu liegen kommt und den Schneckenteil des eingangs erwähnten endolymphatischen Schlauchsystems darstellt.

Alle drei Schneckenrohre (Ductus cochlearis und beide Skalen) sind mit Flüssigkeit gefüllt. Wird nun der Steigbügel durch den Schalldruck in das ovale Fenster hineingepreßt, so muß diese Flüssigkeit nach der einzig möglichen Stelle, dem runden Fenster zu ausweichen und durch diese Flüssigkeitsverschiebung wird der membranöse Teil der Basilarmembran mt dem aufsitzenden Sinnesorgan eine Verlagerung gegen die Schneckentreppe zu erfahren; bei der darauffolgenden Zugwirkung kehrt sich diese Bewegung natürlich um. Es ist einleuchtend, daß in diesem rhythmischen Wechselspiel die Grundlage des Hörens zu suchen sein wird.

So einfach nun dieser Vorgang auf den ersten Blick zu sein scheint, so verwickelt wird er bei näherer Betrachtung und mit seiner genauen Analyse und Deutung befassen sich die verschiedenen Hörtheorien. Das Hauptproblem, das jede Theorie zu lösen hat, ist die Frage der Klanganalyse. Das menschliche Ohr ist imstande, ein kompliziertes Durcheinander von Schallwellen ganz verschiedener Frequenz und Intensität sofort, „mit einem Schlag" zu sortieren, die einzelnen Teilschwingungen herauszulösen und zu ordnen. Gewisse Gruppen von Schwingungen werden dann wieder zusammengefaßt als Komplex wahrgenommen. Auf dieser Fähigkeit beruht das musikalische Empfinden, das Heraushören einzelner Stimmen, wenn mehrere Menschen gleichzeitig sprechen usw. usf. Wie ist nun diese großartige Leistung durch ein technisch scheinbar so einfach konstruiertes Organ zu erklären?

Nach der Art und Weise, wie die Hörtheorien diese Hauptfrage nach der Klanganalyse zu deuten suchen, ist es möglich, sie in systematische Gruppen einzuteilen, um sich in dem Wust der heute vorliegenden Lösungsversuche zurechtfinden zu können. Man kann schon fast behaupten, daß alle denkbaren Lösungsmöglichkeiten ausprobiert wurden. Wir sind hier bald in der Lage der berühmten allwissenden Bibliothek: Wenn man sich vorstellt, daß Buchseiten mit allen überhaupt denkbaren Permutationen der Buchstaben bedruckt würden, so bekäme man eine Bibliothek kosmischen Ausmaßes, in der neben allem nur vorstellbaren „Wortsalat" und Unsinn aber auch alles enthalten sein müßte, was jemals an geistigen Leistungen geschaffen wurde und in Zukunft geschaffen werden könnte, die Lösung aller Fragen, die die Menschheit bewegen können usw. Allerdings wäre die Aussonderung dieser wertvollen Bücher aus der ungeheuren Masse des Unsinns eine vollkommen unerfüllbare Aufgabe. So bringt sicher auch jede Theorie irgendeine wertvolle Anregung, doch wird es schon bald nicht mehr möglich sein, hier den Weizen von der Spreu zu sondern.

Man kann die Vielzahl der Theorien nach KREIDL etwa folgendermaßen ordnen:

Eine erste Gruppe von Theoretikern (RUTHERFORD, REBOUL) sieht das Innenohr als bloßen Energieumwandler an. Der Schall wird einfach in frequenzgleiche neuro-elektrische Energie umgewandelt und die Klanganalyse, das eigentliche Problem des Hörens, erfolgt im Gehirn. Das ist nun keine Erklärung, sondern eine Flucht in unbekannte Regionen, und so hat diese Forschergruppe auch praktisch keinen Anhang gefunden.

Die zweite Möglichkeit ist dann eine periphere Klanganalyse in der Schnecke. Je nach dem genauen Ort der Analyse lassen sich eine Reihe von Untergruppen unterscheiden: Analyse durch die Basilarmembran (HELMHOLTZ, R. WAGNER u. v. a.), durch die REISSNERsche Membran (BAST, EYSTER, ZOTH), durch die Membrana tectoria des CORTIschen Organs (LEIRI, MYGIND). Diese rein anatomischen Differenzen sind jedoch weniger bedeutend, da die in Betracht kommenden Gebilde ohnehin synchron schwingen.

Es ergibt sich aber sofort eine weitere Gruppierung: die sogenannten Einortstheorien nehmen bei jedem Ton die Reizung einer einzigen, ganz bestimmten Stelle in der Schnecke an. Die strengste solche Einortstheorie ist die berühmte Resonanztheorie von OHM-HELMHOLTZ, nach welcher die Basilarmembran eine Art Klaviatur darstellt; die einzelnen Basilarfasern sollen genauestens auf bestimmte Töne abgestimmt sein und nach dem bekannten akustischen Prinzip der Resonanz nur auf diese bestimmten Frequenzen ansprechen. Auf diese Weise könnten die kompliziertest zusammengesetzten Schallschwingungen automatisch in ihre einfachsten Elemente zerlegt werden.

Hauptvertreter der Vielortstheorien ist die Schallbildtheorie von EWALD: Bei jedem Ton entsteht auf der ganzen Basilarmembran aus zahlreichen Stellen der Erregung ein sogenanntes Schallbild, das sich mit wachsender Tonhöhe gegen die schmalen Abschnitte der Basilarmembran zu verschiebt. Es wäre etwa den bekannten CHLADNIschen Klangfiguren auf schwingenden Metallplatten vergleichbar. Es gibt aber auch noch andere Vielortstheorien, wie etwa die Ansicht von RÜEDI und FURRER, daß Tonhöhe und Lautstärke an zwei verschiedenen Stellen der Basilarmembran wahrgenommen werden usw.

Die größte Uneinigkeit herrscht in der wichtigen Frage, wie diese einzelnen oder mehrfachen Schwingungsmaxima eigentlich physikalisch zustandekommen sollen. Die klassische Resonanztheorie hat hier die größten Schwierigkeiten. Die Saiten der Basilarmembran sind viel zu kurz und viel zu weich, um diese Ansicht physikalisch tatsächlich halten zu können. Außerdem bleibt die Frage offen, wie zehn volle Oktaven, die wir hören können, auf dem Basilarmembranband Platz haben sollen, dessen Faserlängen sich bestenfalls wie 1 : 12 verhalten, während dieses Längsverhältnis bei zehn Oktaven 1 : 1000 sein müßte. Resonanz und Dämpfung sind physikalisch gegensätzliche Werte; die gleichzeitige hohe Dämpfung, d. h. das Ausbleiben langer Nachschwingungen der Saiten, und die exakte Resonanz (Tonhöhen-Trennschärfe) des menschlichen Ohres widersprechen der Theorie, wie auch verschiedene andere Einwände, die nicht gebracht werden sollen, um die Darstellung nicht in Einzelheiten zu verlieren.

Neue physikalische Lösungsversuche erkennen den Basilarfasern dieses Resonanzvermögen ab und wollen mit äußerst schwierigen und weitgehenden mathematischen Ableitungen nachweisen, daß der ganzen Schneckenflüssigkeit die Rolle als „Resonator" zukommt. Sogenannte Impedanz, Wirbelbildungen, sekundäre Querschwingungen der Membrana tectoria usw. sollen diese Schwingungsmaxima auslösen.

Die Unsicherheit führt zu ganz extremen Anschauungen. Man findet etwa die Ansicht, die Basilarmembran stünde überhaupt vollkommen still, es gäbe gar keine Flüssigkeitsverschiebungen (SPECHT). Eine andere Theorie wieder will die Schallzuleitung über das runde Fenster annehmen (POPPER), so daß der ganze Mittelohrapparat dann eigentlich nur dämpfend auf die rückläufige Welle wirken könnte (ZIMMERMANN). Auch eine ganz abenteuerliche Meinung wurde in neuester Zeit ernsthaft vertreten: Trommelfell und Flüssigkeitssäule im Innenohr stehen ruhig und nur der Schädelknochen schwingt gewissermaßen um sie herum; der Labyrinthblock schwingt also im Schädel wie das Schiffchen in einer Nähmaschine und das Trommelfell dient nur dazu, störenden Luftschall abzuhalten: Genau das Umgekehrte dessen, was man gewöhnlich annimmt.

Solche — wohlwollend ausgedrückt — „extreme" Anschauungen können trotz schwerster Einwände und offensichtlicher Unmöglichkeiten nur deshalb weiterbestehen, weil eben noch keine Theorie frei von Einwänden und restlos anerkannt ist. Je phantastischer die Lösungsversuche, desto deutlicher zeigt sich die Unsicherheit in diesen Fragen.

Die moderne Forschung hat nach den immer wilderen und immer erfolgloseren Versuchen vernünftigerweise zu einem systematischen, empirischen, induktiven Forschungsweg zurückgefunden, der sich hauptsächlich in zwei Richtungen hin entwickelt hat:

Der erste Weg geht über Modellversuche. EWALD, der Begründer der Schallbildtheorie, hatte bereits Experimente an Gummimembranen durchgeführt, die er unter Wasser nach Art der Basilarmembran ausspannte und auf welchen er eben solche „Schallbilder" beobachtete. Es wurde ihm aber zu geringe Ähnlichkeit seiner Modelle vorgeworfen. BÉKÉSY erreichte in neuerer Zeit die notwendigen physikalischen Ähnlichkeitsbedingungen in seinen Modellen, indem er die Spannung der Membran, die Viskosität der Endolymphe und die verschiedensten anderen physikalischen Faktoren entsprechend nachbilden konnte. Photogramme seiner Modellversuche zeigen nun Wirbelbildungen der Flüssigkeit in beiden Skalen, die sich mit der Tonhöhe verschieben. RANKE fand für diese Wirbelbildungen auch eine mathematische Ableitung.

BÉKÉSY experimentierte auch am lebenden Menschen und stellte durch sogenannte Tonermüdungsversuche fest, daß nach Ermüdung des Ohres durch einen Ton von bestimmter Höhe anschließend nicht nur dieser gleiche Ton, sondern auch benachbarte und bis zu einer Oktave höhere und tiefere Töne schwächer als mit dem unermüdeten Ohr wahrgenommen wurden. Eine ganz strenge Resonanz ist daher nicht anzunehmen, jedem Ton muß ein breiterer Bezirk an der Basilarmembran entsprechen und nur das Zentrum dieses Bezirkes bestimmt dann die Tonhöhe. Es wurde der Ausdruck „Schwerpunktstheorie" dafür geprägt.

Einen ganz anderen Weg beschreitet die moderne Elektroforschung, die ebenfalls induktiv-experimentell arbeitet. Durch entsprechende Versuchsanordnungen war es beim Tier und auch beim Menschen möglich, von der Schneckenspitze elektrische Ströme abzuleiten, die dem dargebotenen Ton frequenzgleich waren. Sogenannte Kondensatoreffekte und Aktionsströme konnten ausgeschlossen werden durch Phasenverschiedenheit, Abhängigkeit von der Sauerstoffzufuhr usw., so daß diese Ströme tatsächlich einer Tätigkeit der lebenden Sinneszellen in der Schnecke zugeschrieben werden mußten („WEVER-BRAY-Effekt").

Beide dieser modernen, induktiven Methoden haben zu sicher sehr begrüßenswerten Ergebnissen geführt, aber noch zu keiner Lösung. Eine Reihe von Fragen, vor allem tonpsychologischer Natur, die die HELMHOLTZsche Resonanztheorie nicht lösen konnte, bleiben weiter ungeklärt. Wie ist es beispielsweise zu verstehen, daß eine Septime dissonant, eine Oktave aber im höchsten Grade konsonant klingt? Wenn jedem Ton eine bestimmte Stelle der Basilarmembran entspricht, so ist es durchaus nicht einzusehen, warum ausgerechnet diejenigen Stellen so gut zueinander passen sollen, deren zugehörige, erregende Töne sich durch ein einfaches mathematisches Schwingungsverhältnis zueinander auszeichnen. Nach den Einortstheorien, zu denen neben der Resonanztheorie auch die modernen Wirbel- und Schwerpunktstheorien gehören, müßten ja alle Stellen der Basilarmembran sozusagen gleichberechtigt sein und eine Zusammengehörigkeit bestimmter, noch dazu weit auseinanderliegender Fasern wäre durch nichts erklärbar.

Argumente dieser Art, die äußerst schwerwiegend sind, ließen sich noch viele aufzählen, doch würde die Anführung so vieler theoretischer Teilprobleme den Leser zu sehr ermüden. So viel steht jedenfalls fest: Die HELMHOLTZsche Resonanztheorie läßt noch sehr viele brennende Fragen offen und steht mit einer Reihe von Erfahrungstatsachen in offenem Widerspruch. Die neuen, modernen Anschauungen haben mit ihren Modifikationen nur einen Teil der rein physikalischen

Einwände beseitigen können, die physiologischen Bedenken bleiben alle bestehen, ja sie wurden zum Teil sogar noch vermehrt.

So gerät z. B. die moderne Wirbeltheorie in einen unlösbaren Widerspruch gerade zu den Ergebnissen der Elektroforschung. RANKE hat BÉKÉSYS Ergebnisse dahingehend gedeutet, daß durch die beobachteten Wirbel in beiden Skalen die periodischen Schallschwingungen in einen Dauer-Wirbeldruck umgeformt, also gleichgerichtet werden sollen. Den endgültigen Reiz für die Sinneszellen bildet demnach nicht eine Schallvibration, sondern ein Dauerdruck durch die Flüssigkeitswirbel. Diese vielleicht modernste unter den — man möchte sagen — „gemäßigten" Theorien hat daher den Namen „Gleichrichtertheorie" erhalten.

Die Forscher, die den Elektroeffekt festgestellt haben, nehmen nun mit gutem Recht an, daß er Ausdruck einer Tätigkeit der hörenden Sinneszellen ist. Wenn diese Sinneszellen aber nun durch einen gleichmäßigen Wirbeldruck und nicht durch periodische Schwingungen der Basilarmembran gereizt werden, so kann an dieser Stelle nicht der dem Schall frequenzgleiche Strom entstanden sein und somit ist entweder die Wirbeltheorie falsch, oder diese Elektroerscheinungen gehen nicht von den hörenden Sinneszellen aus.

Es scheint also, daß die beiden auf den neuen induktiven Wegen gewonnenen Anschauungen sich nicht ergänzen, sondern im Gegenteil widersprechen. Auch hier kranken die Theorien an dem Umstand, daß oft reine Physiker, Mathematiker oder Physiologen sie ausarbeiteten und Verhältnisse dadurch nicht berücksichtigt wurden, wie sie der Kliniker täglich vor Augen hat. So wurden beispielsweise eingehende mathematische Berechnungen der Schlauchwellen durchgeführt, die beim Durchlaufen des Druckstoßes vom ovalen Fenster zum Helikotrema hin an der Basilarmembran entstehen sollen und deren Zusammentreffen mit dem rückläufigen Wellenzug dann zu besonderen hydrodynamischen Erscheinungen führen soll, die als Grundlagen für den Erregungsvorgang angesehen wurden. Eine einzige „klinische" Überlegung kann aber diese schön durchgearbeitete Theorie aus den Angeln heben: Bei Knochenleitung (und besonders am radikaloperierten Ohr, wo die früher erwähnte fragliche osteotympanale Komponente überhaupt nicht möglich ist), muß der Flüssigkeitsstrom in beiden Skalen nicht in gegensätzlicher, sondern in derselben Richtung erfolgen mit gleichzeitiger Vorbuchtung beider Fenster in der Kompressionsphase. Wenn man daher eine Stimmgabel durch Knochenleitung genau so hören kann wie durch Luftleitung, so kann das Prinzip der rücklaufenden Welle nicht von grundsätzlicher Bedeutung für das Hören sein.

Mathematisch-physikalische Berechnungen von Vorgängen im Innenohr haben den schweren Nachteil, daß bei der Kompliziertheit der Verhältnisse immer irgendwo willkürliche Vereinfachungen und Vernachlässigungen vorgenommen werden müssen, damit die angesetzten Differentialgleichungen nicht unlösbar werden. Nur so läßt es sich erklären, daß die meisten grundverschiedenen, einander widersprechenden Theorien gründlichste und verblüffende mathematische Berechnungen zum Beweis ihrer Richtigkeit vorlegen können, während doch im besten Falle eine einzige richtig sein kann. Man wird sich hier wohl der Ansicht des Physikers WAETZMANN anschließen müssen, der allen physikalisch-mathematischen Berechnungen der Innenohrvorgänge mit Mißtrauen und größter Reserve gegenübersteht. Solche Ableitungen verwirren den Nicht-Mathematiker und täuschen eine Sicherheit der Berechnungen vor, die nicht den Tatsachen entspricht.

Da auch diese neuen, experimentellen Forschungen keine Lösung brachten, hielten wir uns für berechtigt, wieder einige theoretische, deduktive Überlegungen anzustellen, die von vier ganz verschiedenen Ausgangspunkten alle zum gleichen Ergebnis führten, zur alten und in Vergessenheit geratenen Schallbildtheorie.

Einer dieser Wege geht von anatomischen Besonderheiten in der Schnecke aus. Die menschliche Schnecke ist durchaus kein gleichmäßiges Doppelrohr, sondern gegen die Spitze zu werden die beiden Skalen bedeutend enger, wie dies bei Schneckengebilden in Natur und Technik in der Regel zu finden ist. Nun besteht aber hier eine technische Absonderlichkeit, die so ungeheuerlich und grotesk ist, daß man sie zuerst kaum glauben möchte: Das langgezogene Band der Basilarmembran wird gegen ein Ende zu wesentlich breiter und mit zunehmender Breite verstärkt sich auch das darauf sitzende CORTISCHE Organ. Die langen Saiten und die stärkeren Anteile des Sinnesorgans liegen aber nicht in der weiten Schneckenbasis, sondern gerade umgekehrt, in den engsten Teilen der Spitzenwindung! (Abb. 5). Um es in einem ganz drastischen Vergleich zu sagen: Das Auto ist in der Hundehütte untergebracht und der Hund nebenan in der Garage. Die Natur ist nun ein viel zu guter Baumeister, um solche Absurditäten hervorzubringen und daher muß diese merkwürdige Konstruktion einen bestimmten Zweck haben.

Auf der Suche nach einer Deutung wurde die Feststellung gemacht, daß in der Schnecke nicht eine einfache gleichmäßige Druckverteilung nach hydraulischen Gesetzen gelten kann, wie es die Hörtheorien üblicherweise annehmen, sondern Flüssigkeitsströmungen in einem kapillaren System vorliegen, die eine ganz andere Lage schaffen. Es läßt sich in einem Modellversuch zeigen, daß· in einem derartigen Rohr ein starkes Druckgefälle vom Ort der Druckzuleitung, also dem ovalen Fenster, bis zum anderen Ende (der Schneckenspitze) herrschen muß, das mit zunehmender Stärke der einzelnen Stöße immer deutlicher wird. Wenn man an einem horizontal gelegten Rohr, etwa einem Gummischlauch von 0,5 cm Durchmesser und 50 cm Länge, in Abständen ganz feine Steigrohre anbringt, das eine Ende verschließt und dann mit einer Spritze Wasser in das System treibt, so wird bei sanftem Druck die Flüssigkeit ganz gleich hoch aus den Steigröhrchen quellen. Bei scharfem Stoß aber spritzt aus dem der Spritze nächstgelegenen Röhrchen das Wasser viel höher als aus den ferneren Steigrohren. Diese Druckverhältnisse strömender Flüssigkeit in Röhren sind in der Technik gut bekannt, nur wurden sie in der Schneckenphysik bisher nicht beachtet.

Mit diesem Druckgefälle lassen sich nun alle Einzelheiten im Bau der Schnecke mit einem Schlag erklären: Das Engerwerden der Kanäle, das Dünnerwerden der Basilarmembran, die Längenzunahme der Saiten und die Größenzunahme des CORTIschen Organs gegen die Spitze hin und vielleicht sogar die Schneckenform dieses ganzen Gebildes: Alles sind Verstärkungseinrichtungen, die das störende Druckgefälle ausgleichen sollen.

Wenn man sich die physikalische Aufgabe genau überlegt, die das Ohr zu lösen hat, so ergibt sich, daß die Konstruktion der Schnecke vielleicht die einzig mögliche Lösung dieses Problems überhaupt ist. Wenn von einer schwingenden Membran im Körperinnern der endgültige Reiz abgeleitet werden soll, so darf diese Fläche zur besseren Ordnung und Verteilung der Schwingungen nicht zu klein gehalten werden. Nun ist aber die ebenso wichtige gegensätzliche Forderung zu erfüllen, daß die umgebende Flüssigkeit (Luft ist ungeeignet, da sie sofort resorbiert werden würde) zur höheren Empfindlichkeit dieses Registrierapparates möglichst gering an Menge und die Übertragungsfläche von der Außenwelt möglichst klein gehalten wird. Diese widersprechenden Forderungen sind nur zu erfüllen durch einen Spaltraum mit seitlicher Druckzuführung, wie ihn die Schneckenskalen tatsächlich darstellen. Die seitliche Druckzuleitung bedingt nun wiederum das Druckgefälle, zu dessen Ausgleich die genannten Modifikationen nötig sind. Die notwendige Kleinheit des ovalen Fensters wird also nach außen hin auf mechanischem Wege durch Koppelung mit dem Trommelfell, nach innen zu auf hydraulischem Wege durch das System der Schneckenskalen ausgeglichen.

Mit dem Bestehen eines Druckgefälles läßt sich auch die seltsame Tatsache spielend erklären, daß bei der Altersschwerhörigkeit und der Lärmschädigung vorzugsweise die hohen Töne ausgeschaltet sind. Besonders beim Lärmtrauma muß es ja ganz merkwürdig erscheinen,

daß die späteren Ausfälle nicht — wie zu erwarten — im Frequenz-
bereich des schädigenden Lärmes liegen (verhältnismäßig tiefe Töne in
Kesselschmieden, Maschinenhäusern usw.), sondern die höchsten Töne
betreffen. Die den hohen Tönen entsprechenden kurzen Fasern liegen
nun in der Schneckenbasis, an der Stelle der stärksten Druckauswir-
kung, und sind so der Abnutzung und Überbeanspruchung am meisten
ausgesetzt, vor allem, wenn bei besonders lauten Tönen dieses Druckgefälle über das physiologische Ausmaß hinaus zunimmt.

Auch die sonderbare und bisher unerklärte Erscheinung, daß hohe
Töne so außerordentlich schlecht durch Knochenleitung wahrgenommen werden, erhält sofort ihre Deutung: Bei Knochenleitung kommt
das Druckgefälle und mit ihm der „Vorteil" der hohen Töne in Weg-
fall. Die schwingungsverbessernden Einrichtungen der Schneckenspitze wirken sich verstärkend nur auf die tiefen Töne aus, die demnach den hohen gegenüber viel stärker hervortreten müssen.

Nimmt man nun an, daß die Saitenverlängerung auch nur ein
Mittel zum Druckausgleich darstellt, so wird die Resonanzhypothese
überflüssig und man muß fürs erste schließen, daß die Basilarmembran wie jede andere Telephonmembran im ganzen und nicht nur an
einer Stelle schwingt — eine Annahme, der nur eine Schallbildtheorie
entsprechen kann.

Eine zweite, mathematisch-physikalische Überlegung, deren Einzelheiten hier weggelassen werden sollen, führt zum gleichen Ziel. Tatsächliche Schwingungen im gebräuchlichen Wortsinn, sogenannte
Massenschwingungen eines Körpers, können nur dann zustandekommen, wenn die verursachende Wellenlänge größer ist als der Körper
selbst, wenn also nicht der Stoß in eine Richtung durch die nachfolgende Gegenphase der Schwingung schon aufgehoben wird, bevor
er noch den Körper durchlaufen hat. So kann z. B. durch den Ultra-
schall mit seinen sehr kurzen Wellenlängen ein größerer Körper nicht
in Massen- oder sagen wir „Pendelschwingungen" versetzt werden,
selbst wenn die Energie maximal bis zur Zerreißung der molekularen
Struktur gesteigert wird.

Es läßt sich nun rechnerisch zeigen, daß die weitest entfernte
Basilarfaser in der Schneckenspitze gerade bei etwa 20.000 Doppel-
schwingungen in der Sekunde solche Pendelschwingungen durchführen kann, was genau der oberen Tongrenze des Menschen entspricht.
(Länge der Schnecke = 35 mm, der Doppelskala = 70 mm, Schallgeschwindigkeit unter Wasser = 1,420.000 mm/sec., geteilt durch
Frequenz von d_7 bis dis_7 [etwa 20.300 Hertz] ergibt 70 mm als Wellenlänge der höchsten hörbaren Töne unter Wasser; Grenze der Massenschwingungen der Schneckenflüssigkeit daher bei dis_7).

Wir hören den höchsten überhaupt wahrnehmbaren Ton also gerade erst in dem Augenblick, da auch die längste Faser der Basilarmembran mitschwingen kann, wenn also die gesamte Basilarmembran und nicht nur eine kleine Stelle in die Lage kommt, solche Massenschwingungen durchzuführen. Diese genaue Übereinstimmung zwischen theoretischer Forderung und tatsächlicher Hörgrenze dürfte wohl kaum ein Zufall sein und ist auch nur mit einer Schallbildtheorie zu deuten, die Schwingungen der ganzen Membran auch bei jedem einfachen Ton annimmt.

Die früher schon angedeuteten Überlegungen bezüglich der Oktavenempfindung führen als dritter Weg zum gleichen Ergebnis. Das genaue Zusammenpassen ganz bestimmter Stellen der Basilarmembran, die z. B. Oktaven oder Quinten entsprechen, ist nur erklärbar, wenn man bei jedem Ton ein ganzes Wellenbild auf der Membran annimmt, das dann durch regelmäßige oder nicht regelmäßige Überschneidung zu einem zweiten Wellenbild dazupassen kann oder nicht. Darauf hat schon EWALD seinerzeit hingewiesen. Das Argument hat eine besondere Bedeutung, weil es gleichzeitig einen schlagenden und eigentlich unwiderlegbaren Beweis gegen alle Einortstheorien bildet. Obertöne können hier nicht zur Erklärung herangezogen werden, da dieses Zusammenpassen dann bei obertonreichen Instrumenten, wie der Trompete, wesentlich deutlicher sein müßte als bei obertonarmen oder -freien Stimmgabeln. In Wirklichkeit stört eine kleine Verstimmung umso mehr, je reiner und obertonärmer die Einzeltöne sind. Auch die Ergebnisse der Tonermüdungsversuche BÉKÉSYS lassen sich bei Annahme eines breiten Wellenbildes ganz zwanglos deuten, während sie gleichzeitig ebenfalls klar gegen die Einortstheorien sprechen.

Eine letzte Überlegung, die auf ein ganz anderes Gebiet überleitet, führt ebenfalls deduktiv wieder zur Schallbildtheorie. Analysiert man die verschiedenen Stufen der Musikalität, so findet man sehr große Verschiedenheiten bei den Menschen. Die höchste Stufe ist das absolute Gehör, die Fähigkeit, jeden Ton ohne Hilfsmittel in der richtigen Höhe angeben zu können. Die nächste Stufe könnte man „kontrapunktisches Hören" nennen: Die Fähigkeit, alle Einzelstimmen eines Akkordes herauszuhören, das Heraushören mehrerer gleichzeitiger Melodien und Stimmen. Dann folgt die einfache „Farbenempfindung" eines Akkordes; der betreffende Mensch kennt einwandfrei Dur-, Moll-, Septimen-, verminderte Dreiklänge usw. voneinander, kann jedoch die Einzeltöne dabei nicht heraushören. Weniger Musikalische können nur mehr ganz allgemein Harmonie und Dissonanz unterscheiden. Dann kommen Menschen, die nur die Leitmelodie hören und mit Harmonien gar nichts anzufangen wissen und schließlich die große Gruppe der gänzlich Unmusikalischen.

Diese immer wieder zu beobachtenden Typen stehen nun in seltsamem Gegensatz zu dem, was man nach der Resonanztheorie und ihren modernen Variationen erwarten sollte. Wenn die Schnecke schon automatisch eine volle Klangzerlegung durchführt, so müßte die einfache Aufnahme dieser zerlegten Einzeltöne, d. h. also das „absolute Gehör", die primitivste Leistung bedeuten, während sie in Wirklichkeit eine seltene Gabe nur höchst musikalischer Menschen darstellt. Einen Akkord als Ganzes, bloß in seiner sogenannten „Färbung" zu erfassen, wie zum Beispiel die einfache Trennung von Dur- und Molltonart, wäre nach den alten Theorien die durchaus höhere und schwierigere Leistung, was jedoch in offenem Widerspruch zu den tatsächlichen Verhältnissen steht.

Es gibt auch eine Grenze dieser Klangzerlegung selbst für die höchstmusikalischen Menschen. Obertöne einzelner Instrumente, Teiltöne und -geräusche der Sprache werden nicht mehr wahrgenommen, auch nicht bei gespannter Aufmerksamkeit, obwohl es theoretisch hier keine Grenze der Zerlegungsfähigkeit geben dürfte. Nur eine Schallbildtheorie kann dies erklären: Nicht die Wiederzusammensetzung vollkommen zerlegter Klänge kann die — unlösbare — Aufgabe des Gehirns sein, sondern die analytische Differenzierung mehr oder weniger stark verschmolzener und einander überlagernder Wellenbilder.

Wirft man mehrere Steinchen verschiedener Größe auf eine ruhende Wasseroberfläche, so entstehen Wellenringe, die sich überschneiden. Es ist nun interessant zu beobachten, wie wenig sich eigentlich diese Ringe gegenseitig stören, sie überschneiden sich und ziehen dann weiter, als hätten sie sich nie begegnet. Aus einem kleinen Abschnitt im Zentrum dieser Ringe kann man den einzelnen Ring nur schwer differenzieren, bei Anblick des ganzen Wellenbildes aber ohne weitere Schwierigkeiten.

Ganz ähnlich könnte man sich die Tätigkeit der Hirnrinde bei der Schallanalyse vorstellen. Ihre Hauptaufgabe wäre eine Differenzierung der Wellenbilder, wobei einzelne Gruppen zu Komplexen zusammengefaßt werden, wie z. B. die Sprachlaute, ganz ähnlich, wie es beim Sehen und Erkennen von Gegenständen erfolgt.

Hauptaufgabe der Basilarmembran wäre demnach die lineare Ausziehung und Vorordnung der Wellenbilder der Tonhöhe nach, wozu sie der langgestreckte Bau mit den Fasern, die nur in einer Richtung schwingen können, ganz besonders prädestiniert: eine Art Spektralanalyse der Töne. Auch nach der Schallbildtheorie verschiebt sich das Zentrum der Wellenbilder mit steigender Tonhöhe nach den schmalen Stellen der Membran hin, wie dies EWALD in seinen Modellversuchen beobachtet hat. Die Natur hat so mit der Breitenzunahme des Basilarmembranbandes zwei Aufgaben in genialer Weise mit einem Schlag gelöst: Die Herstellung eines Druckausgleiches in den Schneckenskalen und die lineare Ausziehung und Vorordnung der Wellenbilder.

Die Schallbildtheorie bildet eigentlich keine Gegentheorie zur Helmholtzschen Anschauung, sondern deren Erweiterung und Ausbau. Sie stellt einen Mittelweg dar zwischen den Extremen einer vollkommenen Klanganalyse an der Basilarmembran und einer solchen ausschließlich im Gehirn. Vielleicht kann sie als richtiger „goldener Mittelweg" näher an das Ziel eines Verständnisses der wunderbaren Leistungen des Ohres heranführen.

Das Cortische Organ

Eines der seltsamsten und rätselhaftesten Gebilde des menschlichen Organismus ist sicherlich das Cortische Organ in der Schnecke. Wie erwähnt besitzen die drei Innenohrabschnitte — Vorhof, Bogengangsapparat und Schnecke — ganz verschieden gebaute Sinnesendstellen, die auf verschiedenartige Funktionen schließen lassen. Während nun die sogenannten Maculae und Cristae einen relativ einfachen histologischen Aufbau zeigen, hat das Cortische Organ eine weitgehende Differenzierung erfahren. Die Grundelemente der beiden anderen Unterwasser-Empfangssysteme sind noch nachweisbar: Sinneszellen mit Sinneshaaren, eingebettet in ein Stützzellsystem und überlagert von einer Deckschichte (Abb. 6). Es zeigen sich hier aber drei besonders auffällige Veränderungen: Eine wurmförmige Ausziehung dieses auf der Basilarmembran ruhenden Strangorganes, eine weitgehende Auflockerung des Stützgerüstes durch Pfeilersysteme mit Hohl- und Tunnelräumen und eine Loslösung und seitliche Befestigung der Gallertschichte, ihre Umbildung zur sogenannten Membrana tectoria.

Bis heute konnte noch keine befriedigende Erklärung für den Zweck aller dieser Einzelheiten und für den Mechanismus dieses Empfangssystems gegeben werden. Mit einer Erklärungsmöglichkeit für diese Besonderheiten aber steht und fällt jede Hörtheorie, denn es ist klar, daß diese komplizierte Konstruktion nicht grundlos erfolgt sein kann. Jede Hörtheorie, die diese Besonderheiten nicht berücksichtigt oder gar in Widerspruch mit ihnen gerät, ist damit schon widerlegt, wenn sie auch noch so schön alle möglichen experimentellen und physiologischen Tatsachen des Hörens erklären könnte.

Von der Mechanik des Cortischen Organs ausgehend, kann man die Hörtheorien in zwei große Gruppen teilen: Die erste Gruppe nimmt periodische Schwingungen der Basilarmembran an einer oder mehreren Stellen als Reizursache an, wie etwa die Resonanz- oder die Schallbildtheorie. Die andere Gruppe anerkennt nur Druckwirkungen und erklärt Bewegungsvorgänge als unmaßgeblich oder überhaupt nicht vorhanden (Wirbeldrucktheorie, Tonuslehre von Wittmaack usw.).

Hier zeigt sich schon eine große Schwäche der Drucktheorien, denn bei der Annahme reiner Druckschwankungen kann die komplizierte Morphologie des Cortischen Organs keine Erklärung finden. Stützgerüst und Deckmembran könnten der Reizübertragung nur hinderlich sein und ein einfaches Sinnesepithelband müßte den Zweck, als gewöhnlicher Klingeltaster zu dienen, viel besser erfüllen. Dieses Argument ist sehr schwerwiegend und muß hier noch zur Diskussion um die Hörtheorien nachgetragen werden.

Die Mehrzahl der Autoren, die Bewegungsvorgänge im Cortischen Organ als wesentlich für das Hören annehmen, suchen nun den endgültigen Reiz für die Sinneszellen in einer bürstenartigen Bewegung, die das Sinneszellband an der Unterseite der Deckmembran ausführen soll. Die Deckmembran entspringt von einem etwas höheren Punkt als die Basilarmembran und läuft dieser parallel; so muß es beim Durchbiegen zu gegenseitigen Verschiebungen kommen, ähnlich wie sich die Deckblätter eines Schreibheftes gegeneinander verschieben, wenn man das Heft zum Zusammenrollen durchbiegt.

Bei Annahme eines solchen Vorganges aber wäre das Cortische Organ durchaus nicht zweckvoll gebaut. Das komplizierte Stützzellsystem müßte diesem Mechanismus geradezu entgegenwirken. Wenn nämlich die Sinneszellen der Basilarmembran unmittelbar aufliegen und die Deckmembran dann schräg zu ihnen herabziehen würde, so wäre eine solche Bürstenbewegung beim Durchschwingen der Basilarmembran unvermeidbar. Mit der Hochlagerung der Sinneszellen aber durch die Stützzellen entsteht am Querschnitt ein Parallelogramm, das sich beim Durchschwingen ganz einfach seitlich verziehen und damit jede streifende Bewegung vermeiden könnte, wie man beispielsweise auch auf der Oberfläche eines Gummischwammes wegen der elastischen Nachgiebigkeit der Unterlage solche feinste Bürstenbewegungen nicht ausführen kann. Man müßte sich auch fragen, warum eigentlich die Sinneszellen wie kostbares Porzellan in diesem weitmaschigen Stützapparat „bruchsicher“ verpackt sind, wenn es ihre Aufgabe sein muß, durch die einzige in ihrem Bereich mögliche Bewegung gereizt zu werden? Auch die Deckmembran würde durch ihre gallertige Struktur die Bürstenbewegungen nur abschwächen können und die sicher oft nur minimalen Exkursionen knapp vor dem Ort der Wahrnehmung noch weiter schwächen. Das Zeigerprinzip jedes vernünftigen Registrierapparates würde damit geradezu umgekehrt werden.

Eine Reihe von Autoren beschrieb noch fädchenförmige Verbindungen zwischen Deckmembran und Cortischem Wulst, die bei Annahme eines Bürstenmechanismus auch nicht vorkommen dürften. Die außerordentliche Inanspruchnahme (tausendmalige Bewegungen allein in einer Sekunde) müßte auch zu Abnützungserscheinungen, zu Schleifspuren führen, die aber niemals beobachtet wurden (NEUBERT).

Wie überall, wo die geltenden Ansichten offenkundig unbefriedigend sind, tauchen von Zeit zu Zeit neue Lösungsversuche auf. Der modernste ist vielleicht die Spaltdüsenhypothese von NEUBERT. Dieser Autor geht von hydromechanischen Vorstellungen aus und meint, daß bei jedem Ton die Flüssigkeit im Canalis spiralis (unterhalb der Deckmembran) rhythmisch ausgepreßt würde, daß dieser Flüssigkeitsstrom über die Härchen streichen müsse und dieser Mechanismus daher als der endgültige Sinnesreiz anzusehen wäre. Der Spalt zwischen Deckmembran und CORTISchem Organ würde also die Rolle einer Düse zu spielen haben.

Zur Gültigkeit einer solchen Vorstellung wäre allerdings unerläßliche Voraussetzung, daß der Druck aus der Vorhofskala sich ausschließlich am inneren Rand, knapp über der Deckmembran auswirken müßte, eine Annahme, die durch nichts erwiesen und äußerst unwahrscheinlich ist. Da die subjektive Lautstärke eines Tones dann durch die Stärke des Düsenstrahles gegeben sein müßte, wäre außerdem noch unerläßliche Voraussetzung eine vollkommen starre und unabänderliche Düsenöffnung. Gerade das Gegenteil aber ist zu finden und wenn bei einem lauten Ton die nachgiebige Deckmembran sich vom CORTIschen Wulst etwas abhebt, so könnte ein unmittelbar darauffolgender ebenso lauter Ton nicht mehr in der gleichen Stärke wahrgenommen werden, weil durch den jetzt wesentlich weiteren Düsenspalt die Schärfe des Flüssigkeitsstoßes bedeutend herabgesetzt wäre. Der verwickelte, wabenartige Aufbau des Stützsystems ist mit dieser Hypothese ebenfalls nicht erklärt. Den Haupteinwand sowohl gegen die Bürstentheorie als auch gegen die Düsentheorie aber bildet eine Überlegung, zu deren Darlegung etwas weiter ausgeholt werden muß.

Rückschlüsse von der Morphologie auf die Funktion haben in diesem Falle anscheinend versagt. Auch hier kann ein umgekehrter Gedankengang weiterhelfen, nämlich die Frage: Was muß das CORTIsche Organ leisten und welche physikalischen Voraussetzungen sind dafür nötig?

Das menschliche Ohr kann im mittleren Tonbereich etwas mehr als 100 Lautstärkenstufen unterscheiden. Bedenkt man die Kleinheit der Basilarfasern (mit einer Durchschnittslänge nach RETZIUS von 0,2 bis 0,3 mm), so wird man erkennen, daß wirklich mikroskopische Verschiebungen schon zu einem Sinnesreiz führen müssen. Durch die periodischen Bewegungen des Steigbügels wird nun eine gewisse Flüssigkeitsmenge verschoben, die mangels anderer Möglichkeiten ausschließlich gegen das runde Fenster zu ausweichen und dabei die Basilarmembran mitnehmen muß. Die Stelle des jeweiligen Schwingungsmaximums ist nun zum Ausweichen dieser Flüssigkeitsmenge viel zu klein und das Helikotrema durch ein bindegewebiges Maschenwerk zu so schnellem Flüssigkeitsaustausch nicht in der Lage. Die Hörtheorien nehmen daher übereinstimmend an, daß neben dem sogenannten Schwingungsmaximum die Basilarmembran in ihrer gesamten Länge dem Steigbügelstoß nachgeben muß. Eine kurze Überschlagsrechnung über das Ausmaß dieser Exkursionen führt nun zu dem überraschenden Ergebnis, daß diese Gesamtbewegungen der Basilarmembran gar nicht so klein sein können.

Die Durchmesser des ovalen Fensters werden mit 1,5 und 3 mm angegeben (Schwalbe und Siebenmann), Länge und durchschnittliche Breite der Basilarmembran mit 30 bis 33 und 0,2 bis 0,3 mm. Bedenkt man ferner, daß ja eigentlich nur der mittlere Streifen der Basilarmembran nachgeben kann, so findet man Flächeninhalte der bewegten Membranen in durchaus gleicher Größenordnung und muß daraus schließen, daß die Bewegungen der Basilarmembran im ganzen gar nicht wesentlich hinter denen des Steigbügels zurückbleiben können. Wenn einerseits schon ganz minimale Bewegungen der Basilarmembran zu Tonempfindungen führen müssen, anderseits aber die Basilarmembran bei jedem Ton in ihrer ganzen Ausdehnung ziemlich ausgiebig verlagert werden muß, so müßte bei jedem lauteren Ton ein Gesamtreiz des Cortischen Organs entstehen, eine Sensation, als ob jeweils die gesamte Tastatur eines Klaviers angeschlagen würde. Ein solcher Gesamtreiz aber muß nun unbedingt vermieden werden, wenn ein differenziertes Hören überhaupt zustandekommen soll.

Wenn das Cortische Organ also seinen Zweck erfüllen und nur die Schwingungsmaxima wahrnehmen soll, so muß es so gebaut sein, daß es auf gleichmäßiges Durchschwingen längerer Abschnitte nicht ansprechen darf. Ein Reiz darf einzig und allein von den Veränderungen am Schwingungsmaximum ausgehen, die sich durch grundsätzliche physikalische Andersartigkeit und nicht bloß durch Größenunterschiede von den Schwingungsvorgängen an den übrigen Abschnitten unterscheiden müssen!

Demnach kommen als Reizgrundlage nur die wellenförmigen Verziehungen und Abknickungen des Cortischen Stranges in Betracht, wie sie nur am Längsschnitt des Organs darstellbar sind, denn diese allein sind auf das Schwingungsmaximum beschränkt. Am Querschnitt des Organs, wie er fast ausschließlich zeichnerisch dargestellt wird, darf man nicht nach einer Erklärung des Reizmechanismus suchen; man muß im Gegenteil hier zu erforschen trachten, warum es auch bei starker Durchbiegung auf keinen Fall zu einem überschwelligen

3*

Reiz der Sinneszellen kommen kann! Dieses wichtige Moment haben alle bisherigen Theorien übersehen.

Daß die am Längsschnitt erkennbaren Abknickungen des Cortischen Stranges ziemlich eng und dementsprechend deutlich sein müssen, läßt sich durch Tonhöhenunterscheidungsversuche nachweisen. Wenn auch Halbtöne im allgemeinen als kleinste musikalisch brauchbare Intervalle gelten, so kann das menschliche Ohr doch wesentlich geringere Tonstufen noch unterscheiden. Wie sich aus Angaben verschiedener Autoren berechnen und durch eigene Versuche bestätigen ließ, kann man in dem zehn Oktaven umfassenden Band der hörbaren Töne durchschnittlich etwa 1000 verschiedene Einzeltöne differenzieren. Nach allen in Betracht kommenden Hörtheorien erfolgt nun die Einordnung dieser Tonhöhen entlang dem Basilarmembranband, so daß bei gleichmäßiger Verteilung auf jeden Ton eine Reizstrecke von etwa 33 μ kommen würde, eine Ausdehnung also, die nur einem Bruchteil der Basilarfaserlänge entspräche. Daran ändern auch die Versuchsergebnisse Békésys nichts, der in seinen Tonermüdungsversuchen weit größere Reizbezirke für den einzelnen Ton nachweisen konnte, denn zum mindesten der Schwingungsgipfel dieses Reizbezirkes, der „Schwerpunkt", muß deutlich markiert sein, wenn eine Tonhöhenunterscheidung überhaupt möglich sein soll.

Nach diesen Überlegungen läßt sich nun der Zweck sämtlicher baulicher Besonderheiten des Cortischen Organs an seinem Längs- und Querschnitt ganz einfach und in Übereinstimmung mit den Hörtheorien ablesen. Das Cortische Organ hat eine Doppelfunktion zu erfüllen, eine gewissermaßen gegensätzliche Aufgabe, die durch die Natur in genialer Weile gelöst wurde: Möglichst guter, empfindlicher Reizempfang am Ort des Schwingungsmaximums und möglichste Unerregbarkeit an den übrigen, gleichmäßig durchschwingenden Abschnitten.

Der Reiz wäre durch periodisches, hammerartiges Anschlagen an die Deckmembran gegeben, die sich zufolge ihrer gallertigen Dicke den starken Krümmungen des Cortischen Stranges nicht anschmiegen kann und sich daher an diesen Stellen rhythmisch von ihm dislozieren und wieder mit ihm zusammenprallen muß.

Den zweiten Teil seiner Aufgabe, die Verhinderung einer Reizwirkung an den gleichmäßig durchschwingenden Strecken, erreicht das Cortische Organ durch seine übrigen baulichen Besonderheiten: Durch das lockere und gegen Durchbiegen seitlich stark verstrebte Stützgerüst, durch die hohe, gepolsterte Lagerung der Sinneszellen, die schmalbasig aufsitzenden und dadurch Verziehungen wenig ausgesetzten Deiterschen Stützzellen und durch das spannungsfreie Flottieren der Deckmembran, das ein vollkommen paralleles Mitgehen mit der Basilarmembran ermöglicht. Stützsystem und Gallertschichte haben hier genau so, wie bei den beiden anderen Sinnesendstellen im Innenohr, eine scharf umrissene und wichtige Aufgabe, die hier in erster Linie der Verfeinerung des Sinneseindruckes gilt.

So läßt es sich auch verstehen, daß nach Ansicht verschiedener Autoren gewisse Tierklassen und in beschränktem Ausmaß sogar der Mensch ohne ausgebildetes Cortisches Organ noch irgendwelche Höreindrücke wahrnehmen können. G. Hofer stellte in einzelnen Fällen von vollkommener Sprachtaubheit ein Restgehör auf dem Wege der Knochenleitung fest. Durch Einführung eines Vertäubungsverfahrens der gesunden Seite mit frequenzähnlichem Lärm, das später von anderen Autoren audiometrisch verwertet wurde, gelang dieser Nachweis auch in Fällen von einseitiger Luftleitungstaubheit. Eine so feine Tondifferenzierung wie durch das normale menschliche Ohr ist dann natürlich nicht mehr möglich.

Die Besonderheiten des Cortischen Organs dienen demnach weniger der sehr einfachen und durch jeden beliebigen Mechanismus erreichbaren endgültigen Reizauslösung, sondern vielmehr der Hauptaufgabe einer Tonreinigung, einer Wirkungsweise nach Art eines Geräuschfilters; seine erste Aufgabe ist es, durch bestimmte Bewegungen nicht gereizt werden zu können.

Die Theorie ermöglicht auch die Deutung eines in letzter Zeit viel beachteten klinischen Phänomens, des sogenannten Lautstärkeausgleiches nach Fowler. Es fiel auf, daß bei gewissen Krankheiten nicht alle Lautstärken gleichmäßig betroffen waren; während leise Töne durch das kranke Ohr schlecht wahrgenommen wurden, wirkten laute Töne auf beide Ohren gleich stark. Die nähere klinische Erforschung zeigte, daß dieses Phänomen auf Schädigungen des Cortischen Organs beschränkt war, bei reinen Leitungsstörungen und auch bei retrolabyrinthären Schädigungen dagegen nicht gefunden wurde. Der Lautstärkeausgleich ist neben der Herausarbeitung der retrolabyrinthären Schwerhörigkeitsform der wesentlichste Fortschritt in der Audiologie in den letzten Jahrzehnten. (Audiometrische Untersuchungen waren schon früher bekannt, wenn auch ihre regelmäßige Durchführung erst heute mit vereinfachten Apparaten möglich ist.)

Mayer zum Gottesberge unternahm einen Erklärungsversuch für dieses Phänomen. Im Cortischen Organ läßt sich eine „innere", weiter gegen den inneren Rand zu gelegene und eine „äußere", mehr auf der Mitte der Basilarfasern liegende Sinneszellreihe unterscheiden, die sogenannten inneren und äußeren Haarzellen. Mayer zum Gottesberge meint nun, daß die inneren Haarzellen am Rande der Basilarmembran rein mechanisch nur geringere Schwingungsexkursionen ausführen können und daher nur durch laute Töne gereizt würden. Er verlegt die Wahrnehmung der lauten Töne in die innere, die der leisen in die äußere Haarzellenreihe und will mit unterschiedlicher Beanspruchung bzw. Ausfall dieser Zellgruppen den Lautstärkeausgleich erklären.

Die Ansicht kann einer Kritik jedoch nicht standhalten. Entweder ist die Empfindlichkeit der inneren Haarzellen gleich der äußeren, dann sprechen sie aber nicht nur später an, sondern können zufolge ihrer beschränkten Exkursionsfähigkeit überhaupt nie extrem gereizt werden und somit grundsätzlich niemals den Eindruck „laut" vermitteln; oder aber ihre Empfindlichkeit ist größer, wofür die bessere nervöse Versorgung spricht (Held), dann gilt dies aber auch für leise Töne und eine topographische Trennung der leisen und lauten Töne ist auf diese Weise nicht möglich.

Mit der oben gebrachten Theorie der Mechanik des Cortischen Organs läßt sich aber der Lautstärkeausgleich sehr schön deuten. Wenn nämlich bei großer Lautstärke die Basilarmembran am Schwingungsmaximum bereits an der Grenze der Exkursionsfähigkeit angelangt ist, so muß nach hydraulischen Gesetzen der zunehmende Druck sich nach allen Richtungen hin auswirken und auch benachbarte Bezirke der Membran vorwölben, das Schwingungsmaximum verbreitern. Die zunehmende Lautheit eines Tones wird also durch einen Doppelmechanismus erkannt: Erst durch immer stärkere Exkursionen am Schwingungsmaximum, dann durch Verbreiterung des Schwingungsbezirkes. Bei leisen Tönen muß nun eine Schädigung der Hörzellen ganz natürlich eine Schwächung des Höreindruckes mit sich bringen. Erreicht aber die Schwingung einmal das für die einzelnen Haarzellen mögliche Maximum, so erfolgt die weitere subjektive Lautstärkenzunahme nur noch durch rein mechanische Faktoren, die einer Schädigung nicht ausgesetzt sind, nämlich durch Einbeziehung neuer Sinneszellen in den gereizten Bezirk. Laute Töne müssen daher mit oder ohne Schädigung der Sinneszellen gleich laut empfunden werden, solange nur eine gewisse Funktionstüchtigkeit der Hörzellen noch gegeben ist.

Auf diesem Prinzip beruht auch die experimentell nachweisbare Tatsache, daß für die beste Tonhöhenunterscheidung eine gewisse optimal angenehme Lautstärke nötig ist. Nicht nur bei geringerer, sondern auch bei höherer Lautstärke sinkt das Unterscheidungsvermögen für Tonhöhen, was sich nach dem Gesagten ganz leicht mit der Verbreiterung der Erregungszone bei Lautstärkenzunahme erklären läßt.

Die Entschleierung des Geheimnisses der Funktion dieses merkwürdigsten Sinnesorganes führt somit nicht nur zur restlosen Klärung seiner baulichen Besonderheiten, sondern auch zur Deutung bisher ungeklärter physiologischer Tatsachen, die ihrerseits die dargelegte Theorie nur bestärken kann.

Das Richtungshören

Am Schluß jeder größeren Abhandlung über die Physiologie des Hörens findet man meist einen kleinen Anhang, der zur Frage der Erkennung der Schallrichtung Stellung nimmt. Dieses Problem wird, man möchte sagen schamhaft, immer wieder zurückgestellt, vielleicht weil hier die Unsicherheit noch viel größer ist als bei allen übrigen Teilproblemen, während die Wichtigkeit dieser Frage für die gesamte Sinnesphysiologie außer Zweifel steht.

Es ist eine verhältnismäßig alte Erkenntnis, daß die Lokalisation des Schalles für das Lebewesen von weit größerer Wichtigkeit sein muß, als die Schallanalyse. Der bekannte Psychologe und Philosoph WUNDT geht sogar so weit, daß er jede Schallwahrnehmung als überhaupt zwecklos für das lebende Wesen bezeichnet, die nicht ortsbestimmt ist. Man findet dementsprechend auch eine erstaunliche Vollkommenheit der Richtungsbestimmung, die in gewissen Sektoren beim Tier und auch beim Menschen bis zu Bruchteilen von Winkelgraden geht. Das wurde experimentell festgestellt und beispielsweise auch in der Peilrichtungsbestimmung bei der Artillerie praktisch verwertet.

Umso seltsamer muß es daher anmuten, daß man heute über das Zustandekommen dieser sicher bemerkenswerten Leistungen so gut wie gar nichts weiß. Es gibt eine ganze Reihe von Theorien des Richtungshörens, die einander alle heftig bekämpfen, widersprechen und erfolgreich gegenseitig ihre Unrichtigkeit beweisen. Man kann sie, schlagwortartig aufgezählt, in zwei große Gruppen gliedern. Da sind

1. die sogenannten binauralen Theorien, die die paarige Anlegung des Gehörorgans zur Erklärung heranziehen, genau so, wie das stereoskopische Sehen bekanntlich durch einen binokularen Mechanismus erklärt wird. Die erste dieser binauralen Theorien ist die sogenannte Intensitätstheorie, die behauptet, daß Lautstärkedifferenzen zu beiden Ohren die Richtungserkennung ermöglichen, die dadurch gegeben sind, daß seitlich eintreffender Schall die beiden Ohren auf verschieden langen Wegen erreicht und daher das näher liegende Ohr stärker erregt werden müsse als das entfernter gelegene. Die zweite binaurale Theorie, die heute noch die meisten Anhänger hat, ist die Zeittheorie. Sie sagt, das der Schall eben wegen dieses Wegunterschiedes das eine Ohr früher erreicht als das andere und daß dieser Zeitunterschied für die Lokalisation maßgebend ist. Dann gibt es noch eine dritte binaurale Theorie, die Phasentheorie: Der Schall erreicht beide Ohren auf verschieden weiten Wegen und daher in verschiedener Schwingungsphase und dies allein ermöglicht die Richtungserkennung.

Dieser Gruppe von Theorien steht eine zweite gegenüber, die sogenannten monauralen Theorien, die man auch „nicht akustische" nennt, weil bei ihnen irgend ein Zusatzfaktor als wesentlich für die Erklärung herangezogen wird: Die motorische Theorie (Kopfdrehungen und Augenbewegungen sind maßgebend: GÜTTICH), die vestibuläre Theorie (ein Bogengangsreiz macht nystaktische Augenzuckungen und dadurch wird die Richtung festgelegt: TULLIO), die taktile Theorie (sensible Reize an der Ohrmuschel bilden die Grundlage des Richtungshörens: BRUNZLOW, ED. WEBER).

Schon aus der Vielzahl dieser Theorien läßt sich ihre Schwäche ermessen. Gegen sämtliche Theorien liegen schwerwiegende Argumente vor, die eigentlich allein schon genügen müßten, um ihnen die Existenzberechtigung zu entziehen. Es ist menschlich vielleicht noch verständlich, daß die einzelnen Forscher mit eiserner Energie und Konsequenz an ihren einmal gefaßten Meinungen festhalten und diese wie Löwen verteidigen; wer sich jedoch als strenger und unparteiischer Kritiker in dieses Gebiet einarbeitet, dem bleibt nach Anhörung aller Argumente nur ein einziger, unabänderlicher logischer Schluß: Daß alle bisherigen Theorien falsch sein müssen.

Es würde viel zu weit führen, hier alle die Argumente aufzuzählen, die gegen die einzelnen Hypothesen sprechen und die zum Teil unumstößliche Beweiskraft haben. Die binauralen Theorien sind beispielsweise schon deshalb unbrauchbar, weil sie die Richtungserkennung innerhalb der Sagittalebene, also z. B. die Unterscheidung von oben und unten in der Schallrichtung niemals erklären können, da hier keine Entfernungsunterschiede zu beiden Ohren bestehen. Es sollen nur einige dieser teils alten, teils neuen Beweise kurz und schlagwortartig angeführt werden, um zu zeigen, auf was für tönernen Füßen alle diese Theorien stehen. Ohne ein ganz klein wenig Mathematik und Physik ist das leider nicht möglich, es soll hier aber alles so weitgehend reduziert werden, daß auch bei der vorherrschenden Abneigung des Arztes gegen alles Mathematische diese kurzen Darlegungen nicht zu sehr ermüden werden.

Für alle binauralen Theorien ist die Wegdifferenz des Schalles zu den beiden Ohren das Maßgebende, denn durch diesen Wegunterschied werden Intensität, Zeit und Schwingungsphase geändert. Nun ändert sich diese Wegdifferenz aber durchaus nicht gleichmäßig mit der Verschiebung der Schallquelle: Steht die Schallquelle vorn, so macht eine seitliche Verschiebung oder eine Kopfdrehung um einen Grad schon eine deutliche Wegdifferenz, weil ja ein Ohr der Schallquelle genähert, das andere von ihr entfernt wird. Bei seitlicher Schallquelle aber ist die Verschiebung der Ohren kaum mit einer Entfernungsänderung verbunden. Mathematisch ausgerechnet ergibt das die Forderung, daß seitlicher Schall etwa zehnmal so schlecht lokalisiert werden müßte, was aber durchaus nicht der Fall ist.

Die einfache Tatsache, daß es bei leichtem Ohrverschluß, künstlich oder etwa durch einen Cerumenpfropf, nicht zu schwersten Sinnestäuschungen über die Schallrichtung kommt, setzt die Intensitätstheorie außer Kraft. Ein anderer, weniger bekannter Einwand ist die Überlegung, daß der Schall nicht gleichmäßig an Stärke abnimmt, sondern mit dem Quadrat der Entfernung. Bei nahe gelegenen Schallquellen macht ein Wegunterschied von zehn Zentimeter für die Intensität schon etwas aus, während dies bei Schall aus weiterer Entfernung gar keine Rolle spielt (TULLIO). Gerade bei der Artillerie hat man aber die exaktesten Schallrichtungsbestimmungen gefunden.

Die heute noch vorherrschende Zeittheorie arbeitet mit Zeitunterschieden bis zu sieben Millionstel Sekunden, die das Ohr angeblich noch erfassen soll, was an sich schon mehr als unwahrscheinlich ist. Gegen sie spricht unerbittlich die Tatsache, daß Dauertöne in ihrer Richtung ohne Schwierigkeiten erkannt werden können. Verschiebt man z. B. eine genau vorne angeschlagene Stimmgabel nach rechts, so müßte dies nach der Zeittheorie unerkennbar bleiben, da bei diesem Versuch kein zeitlicher Unterschied in der Erregung beider Hörorgane in Frage kommt.

Am stärksten aber widerlegt ein neues und experimentell begründetes Argument diese Theorie: Die Tatsache, daß es auch unter Wasser möglich ist, die Schallrichtung festzustellen und daß es nicht wie bei der Lichtbrechung zu schwersten Sinnestäuschungen kommt, setzt die Zeittheorie außer Debatte. Denn unter Wasser verkürzt sich bei vierfacher Schallgeschwindigkeit auch die Zeitdifferenz des Erreichens beider Ohren auf ein Viertel und bei Richtigkeit der Zeittheorie müßte daher jeder Unterwasserschall subjektiv nach vorne verlegt werden. Man kann sich sehr leicht davon überzeugen. Der Richtungseindruck einer seitlich gehaltenen Schallquelle (z. B. Zusammenklappen einer Schere) ändert sich in keiner Weise, wenn man samt dem Instrument unter die Wasseroberfläche taucht. Nach der Zeittheorie müßte aber sofort eine Medianverlagerung des Geräusches erfolgen, auch wenn man noch so sicher weiß, daß das Instrument in seitlicher Stellung geblieben ist. Sinnesorgane arbeiten wie physikalische Meßgeräte und lassen sich verstandesmäßig nicht so einfach korrigieren. Ein schräg ins Wasser gesteckter Finger erscheint geknickt und verkürzt, lauwarmes Wasser fühlt sich gleichzeitig heiß und kalt an, wenn man vorher die eine Hand in kaltes, die andere in heißes Wasser gesteckt hat usw. usf.

Da auch die Phasendifferenzen unter Wasser auf ein Viertel reduziert werden, können sie ebenso wenig die Lokalisation erklären. Damit ist aber auch eine Kombination dieser beiden Theorien unmöglich gemacht, die als letzte Rettung für die Zeittheorie noch versucht wurde.

Daß die Forscher immer wieder, wie von einem Magneten angezogen, zu den binauralen Theorien zurückkehren, hat einen doppelten Grund: Der erste liegt in der Tatsache, daß man mit beiden Ohren unzweifelhaft besser lokalisieren kann, als mit einem allein. Gerade hier aber hat ein kleines Experiment ein überraschendes und entscheidendes Ergebnis: Auch bei der Unterscheidung von oben und unten, wo binaurale Mechanismen überhaupt nicht in Frage kommen können, ist die Genauigkeit mit beiden Ohren wesentlich größer und Fehler, die man bei Verschluß eines Ohres macht, werden bei Abheben des verschließenden Fingers sofort und immer richtig korrigiert. Das beidohrige Besserlokalisieren erweist sich also als ein einfacher Summationseffekt, ähnlich wie man auch in der Dämmerung mit beiden Augen besser sieht als mit einem allein. Der zweite Grund für die Bevorzugung der binauralen Theorien ist ein psychologischer, die naheliegende, aber falsche Parallele zum stereoskopischen Sehen, wo ja ganz andere physikalische Bedingungen vorliegen.

Daß die bestehenden monauralen Theorien auch nicht richtig sein können, ist ebenfalls schon zur Genüge bewiesen und auch hier können die Gegenargumente noch durch eine Reihe weiterer ergänzt werden. Meist wird ein Vestibularisreiz und eine dadurch veranlaßte Augenzuckung als Grundlage für die Richtungserkennung angenommen (TULLIO). Dann ist es aber ganz unbegreiflich, wie zwei gleichzeitige Geräusche von rechts und links richtig lokalisiert werden können, denn selbst bei einem Nacheinander dieses Augenmechanismus kann das geschlossene Auge die beiden Schallquellen ja nicht voneinander unterscheiden.

Noch ein Argument aus der langen Reihe der Gegenbeweise: Wenn bereits bei einer Winkelabweichung von drei Grad die Richtung durch Augenbewegungen erkannt werden soll, so müßten diese Zuckungen bei 60 Grad oder 90 Grad seitlich liegender Schallquelle so stark sein, daß man sie unbedingt müßte beobachten können, was aber nicht zutrifft.

Gegen die taktile Theorie, die sensiblen Nervenendigungen in der Ohrmuschel die entscheidende Bedeutung zukommen läßt, hat GÜTTICH einen Gegenbeweis erbracht: Nach Anästhesierung des ganzen äußeren Ohres, die er vor Ohrmuschelplastiken durchführte, war das Richtungshören in keiner Weise beeinflußt.

Es sind hier nur einige der wichtigsten Argumente gegen die verschiedenen Theorien zusammengestellt worden, von denen aber eigentlich jedes einzelne schon genügen müßte, um diese Hypothesen als völlig unhaltbar zu erweisen. Wir haben ein Trümmerfeld von Theorien vor uns, dessen Wiederaufbau sinnlos wäre, wenn nicht neues Material und neue Pläne zugrundegelegt werden können.

Die binauralen Theorien sind falsch, damit muß man sich endlich einmal abfinden. Ihre physikalischen Möglichkeiten sind durch die bestehenden Theorien erschöpft und diese als unvereinbar mit den tatsächlichen Verhältnissen erwiesen worden. Wenn solche Gegenbeweise nicht genügen, um Anschauungen wie etwa die Zeittheorie restlos und endgültig als unrichtig zu erweisen, dann ist überhaupt jede Kritik und jede Debatte um wissenschaftliche Probleme nutzlos. Das muß im Interesse der Sache einmal mit aller Deutlichkeit und Schärfe ausgesprochen werden.

Aus dieser negativen Feststellung läßt sich aber „per exclusionem" ein Weg zur Lösung des Problems erkennen. Die Schnecke kommt wegen der Ausrichtung der Schallwellen, gleichgültig aus welcher Richtung sie kommen, für eine Lokalisation von vornherein nicht in Frage. Hilfsmechanismen, wie den Nystagmus heranzuziehen, ist unlogisch, denn soll der Nystagmus in die richtige Richtung schlagen, so muß die Schallrichtung schon irgendwie bestimmt sein und was immer dies bewirkt, ist als direkte Hörfunktion anzusprechen, die Umwege über andere Organe überflüssig macht.

Die einzige übrigbleibende Möglichkeit ist demnach die Annahme einer Richtungshörfunktion des Bogengangsapparates, da dieses Teilorgan seiner Bauart nach allein in der Lage sein kann, je nach der Richtung der Flüssigkeitsschwingungen verschieden anzusprechen. In den Anfängen der Ohrphysiologie wurden schon ähnliche Ideen geäußert, die Formulierungen der Ansichten kamen aber über bloße Vermutungen nie hinaus.

An die Schnecke schließt sich, getrennt durch den Vorhof, nach rückwärts zu das sonderbare System der Bogengänge an (Abb. 3 und 4). Diese bilden drei feine, halbzirkelförmige und aufeinander senkrecht stehende Knochenkanälchen, die mit den beiden anderen Innenohrabschnitten in offener Verbindung stehen. In diesen drei an sich schon sehr feinen Knochenröhrchen verlaufen noch wesentlich dünnere häutige Kanälchen, die sich nur am Ende eines jeden Bogenganges, in den drei sogenannten Ampullen kolbig erweitern und hier die Sinnesendstellen dieses Organs, die „Cristae", beherbergen (Abb. 8). Bei Kopfdrehungen muß es nun durch die Trägheit der Endolymphe, die die Bogengangsröhrchen ausfüllt, zu Strömungserscheinungen kommen, die zur Erregung der Cristae in den Ampullen führen. Man hat daher vermutet, daß dieses Organ zur Erkennung von Kopfdrehungen dienen müsse; über dieses Problem wird in einem späteren Kapitel noch zu berichten sein.

TULLIO konnte nun zeigen, daß die Schallwellen im Gehörgang durchaus nicht ausgerichtet werden, wie man sich das öfters vorstellt, sondern ihre ursprüngliche Schwingungsebene beibehalten und daher auch Trommelfell und Steigbügel in den verschiedensten Richtungen schwingen können. Die Exkursionen der schwingenden Luftteilchen sind im Verhältnis zur Gehörgangsweite so klein, daß man einen Vergleich mit den Oberflächenwellen auf einem See anstellen könnte, die ja auch nicht durch die Seeufer in eine bestimmte Richtung gezwungen werden. So läßt sich die Hypothese aufstellen, daß die Flüssigkeit in den Bogengängen dann durch einen Stoß auf den Steigbügel in Schwingungen gerät, wenn dieser Stoß das Kanälchen tangential trifft, ähnlich wie das bei einer Billardkugel der Fall ist. So müßte bei jeder Schallrichtung immer einer der drei aufeinander senkrecht stehenden Bogengänge jeder Seite mehr, die anderen weniger erregt werden und dies könnte dann zu einer Art „Richtungsschallbild" im Gehirn führen: Ein für jede Schallrichtung verschiedenartiges Reizbild, das dem analysierenden Bild der Schnecke als zugeordnet gedacht werden muß.

Die rein physikalischen Möglichkeiten zu solchen Schwingungen sind durchaus gegeben und lassen sich in einem einfachen Modellversuch im groben sehr schön nachweisen. Man kann sich ein solches Modell des Labyrinths sehr leicht aus einem kleinen Gummiballon anfertigen, in den drei Öffnungen gebohrt werden. Zwei dieser Öffnungen werden durch einen halbkreisförmigen Gummischlauch mit zwischengeschaltetem Glasröhrchen verbunden, in die dritte Öffnung kommt eine Rekordspritze. Das ganze System wird so mit Wasser gefüllt, daß in dem kleinen Glaszwischenstück, das etwas höher gelagert werden muß, eine Luftblase stehen bleibt. Nach oben zu wird ein Steigrohr aufgesetzt. Spritzt man jetzt mit kurzem, kräftigem Stoß gegen eine Mündung des halbkreisförmigen Gummirohres, so wird die Luftblase sofort aus dieser Richtung weggestoßen, bei Zielrichtung gegen die andere Mündung vollführt sie eine entgegengesetzte Bewegung, bei Stoßrichtung genau zwischen die beiden Mündungsstellen bleibt sie in Ruhe.

Das System entspricht durchaus dem Labyrinth, wobei der Ballon den Vorhof darstellt, der gebogene Schlauch einen Bogengang und Spritze und Steigrohr die Flüssigkeitsbewegung zwischen den Fenstern. Die einfachen membranösen Zwischenwände innerhalb des Innenohres können solche feinste Vibrationen in keiner Weise hindern.

Die Vorstellung einer gerichteten Schwingungsübertragung vom Trommelfell auf die Labyrinthflüssigkeit begegnet keinen Schwierigkeiten. Wie bereits erwähnt, gewährleistet die Trichterform des Trommelfells das Ansprechen auf Schall aus jeder Richtung, da niemals die ganze Membran genau parallel zur Schallrichtung stehen kann. Die Knöchelchenkette schwingt als einziges, starres Stück und die Vibrationen des Steigbügels sind von so kleinen Ausmaßen (Hundertstel und Tausendstel von Millimetern), daß man, wie bei einer im Zentrum belasteten Gummimembran ohne weiteres auch schräg zur Fläche gerichtete Schwingungen annehmen kann. Eine ganze Reihe von Autoren hat sich schon seit langem für die Vorstellung von verschieden gerichteten Impulsen auf das Innenohr ausgesprochen, wenn auch in anderem Zusammenhang (BONNIER, MACH, SAVART, TULLIO, WEILAND u. a.). TULLIO, dessen Ansicht sich im rein physikalischen Teil weitgehend mit der hier vorgebrachten Theorie deckt, konnte richtungsbedingte Schwingungen am anatomischen Präparat experimentell nachweisen.

Eine Theorie hat natürlich nur einen Sinn, wenn sie mit allen bekannten Tatsachen übereinstimmt und diese erklären kann. Es lassen sich nun wirklich mit dieser Hypothese alle Erklärungsschwierigkeiten der alten Theorien überwinden und eine ganze Reihe von bisher unerklärbaren Beobachtungen aus Entwicklungsgeschichte, Anatomie, Physiologie, Pathologie und Experiment erfahren eine ganz zwanglose Deutung. Auch diese Einzelheiten können in dem hier gegebenen Rahmen nicht alle erwähnt werden; es sollen nur einzelne zur Illustration angeführt werden.

Wie eingangs bemerkt, ist die Schallrichtungsbestimmung wichtiger, elementarer als die Analyse; man wird erwarten, daß sie daher früher in der Entwicklungsreihe der Tiere auftritt. Tatsächlich ist der Bogengangsapparat auch phylogenetisch älter als die Schnecke und Fische können z. B. nach PREYER trotz Fehlens der Schnecke bei vorhandenen Bogengängen nicht nur hören, sondern auch die Schallrichtung bestimmen. Damit erfährt auch der enge Zusammenhang zwischen Cochlearis- und Vestibularisnerv eine Erklärung, die mit der alten Annahme einer bloßen Gleichgewichtsfunktion des Labyrinthes nicht gegeben werden könnte.

Sieht man sich die Anatomie der Bogengänge unter der alten Annahme einer solchen bloßen Gleichgewichtsaufgabe, einer Erkennung von Kopfdrehungen an, so kommt man zu einer ganz überraschenden Feststellung, nämlich daß die Bogengänge trotz ihrer komplizierten Bauart für diesen ihnen zugeschriebenen Zweck denkbar schlecht geeignet sind! Zur Erfassung von Strömungsreizen sind die Kanälchen viel zu eng und ganz unnötigerweise viel zu klein gehalten, obwohl in Warzenfortsatz, Nebenhöhlen usw. genügend Raum für ein Gleichgewichtsorgan etwa von der Größe des Auges vorhanden wäre, das wesentlich genauer und exakter arbeiten könnte. Außerdem würde eine einfache Hohlkugel für diesen Zweck dieselben Dienste tun. Durch maximale Reizung der Sinneszellen am jeweiligen Äquator bei nicht gereizten Zellen an den Polen dieser Kugel wäre jede Drehrichtung viel besser und eindeutiger bestimmt als durch die in den kapillaren Röhrchen stark behinderte Strömung. Die Natur hätte mit diesem komplizierten System von halbzirkelförmigen Kanälchen für die einfache Drehrichtungserkennung einen ganz unnötig verwickelten und dabei schlecht arbeitenden Mechanismus geschaffen, der jedenfalls der primitiven Otozyste der niederen Tiere an Exaktheit der Reaktion weit unterlegen wäre. Es ist ein Grundgesetz der Natur, das nirgendwo durchbrochen ist, daß Organe niemals komplizierter gemacht werden, ohne daß damit ein besonderer Zweck verfolgt würde. Die Bauart der Bogengänge erfordert unbedingt eine andere Erklärung als die der einfachen Registrierung von Kopfbewegungen. Dieses sehr wichtige Argument soll in einem weiteren Kapitel über das endolymphatische System noch näher ausgeführt werden.

Es ist nach dieser Ansicht auch nicht mehr überraschend, daß die Bogengänge erstmalig bei Fischen auftreten, also gerade bei einer Tiergattung, die praktisch überhaupt keine isolierten Kopfbewegungen durchführt.

Im Gebiet der Anatomie findet die Schrägstellung der Trommelfelle, der ovalen Fenster und Bogengangssysteme beider Seiten zueinander eine zwanglose Deutung. Diese wertvolle Einrichtung gewährleistet es, daß wenigstens ein Empfangsapparat immer in günstiger Richtung zur Schallquelle steht. Durch seine Trichterform wieder kann das Trommelfell auf Schall aus jeder Richtung ansprechen, da es niemals zur Gänze in Pessimumstellung, d. h. vollkommen parallel zur Schallrichtung stehen kann.

Eine auffällige, aber bisher nicht beachtete Tatsache aus der Physiologie ist es, daß laute Geräusche viel besser zu lokalisieren sind als leise. Ein fein summendes Insekt ist oft schwer zu finden; wenn aber beispielsweise ein Möbelstück umfällt oder Geschirr zerbrochen wird, so wird man sich reflektorisch sofort mit absoluter Sicherheit der Geräuschquelle zukehren. Je lauter der Schall, desto deutlicher muß sich auch das Richtungsschallbild in den Bogengangsampullen ausprägen. Auch dieses Phänomen kann keine der binauralen Theorien auch nur annähernd deuten, nicht einmal die Intensitätslehre; nach ihr müßte durch das Eingreifen der Schutzmechanismen im Mittelohr gegen Übertönung sogar eine Verfälschung und Verschlechterung der Richtungsqualität des Schallreizes zu erwarten sein. Auf diesem Prinzip beruht auch die verbesserte Schallokalisation in der Medianen, die bessere Richtungserkennung von tiefen gegenüber hohen Tönen, von Geräuschen gegenüber einfachen Tönen und von bewegten gegenüber ruhenden Schallquellen.

Auch in der Pathologie finden sich deutliche Anhaltspunkte für eine Hörfunktion der Bogengänge. Von verschiedenen Autoren wurden Vestibularisschädigungen durch Lärmeinflüsse beschrieben, Fälle von Nystagmus bei bestimmten akustischen Reizen usw., die auf eine Beeinflussung des Bogengangssystems durch den Schall hinweisen. Über einen Fall einer beiderseitigen akuten Otitis wurde berichtet (ROTH), bei welchem es zu einer rechtsseitigen vollkommenen Unerregbarkeit des Labyrinthes kam und trotz erhaltener Hörfunktion mit dem rechten Ohr keine Schallokalisation mehr möglich war. Dies ist ein direkter Beweis für die Richtigkeit der Theorie, da hier jeder andere Erklärungsversuch versagen muß. Solche isolierte periphere Ausfälle des Vestibularis gehören allerdings zu den größten Seltenheiten und man darf sich daher nicht wundern, daß man in der Literatur nur ganz vereinzelt kasuistische Angaben findet. Außerdem werden nur in den seltensten Fällen Proben über die Lokalisationsfähigkeit gemacht, so daß wahrscheinlich der größte Teil der hier beweisenden Fälle unerkannt geblieben ist.

Bei einem Teil der Taubstummen ist die Funktion der Bogengänge nicht ganz erloschen, was sich durch oft noch vorhandene kalorische Erregbarkeit nachweisen läßt. Nun kommt es oft vor, daß Taubstumme sich bei starken Geräuschen, Händeklatschen usw. hinter ihrem Rücken, sofort umdrehen, auch wenn sie sonst einwandfrei gehörlos sind. Man erklärt das meist mit einer Vibrationsempfindung, einer Erkennung der Schwingungen des Bodens oder der Luft auf direktem Wege. Es ist nun auffällig, daß dieses Umkehren der Taubstummen fast immer nach der richtigen Seite erfolgt, bei Schritten rechts hinter ihrem Rücken etwa nach rechts und umgekehrt. Durch eine einfache Vibrationsempfindung ist das nicht zu erklären, da diese ja nicht richtungsbestimmt sein kann. Vielleicht handelt es sich hier um eine Art Restgehör der Bogengänge, die außer der Richtung keine Schallqualität mehr vermitteln.

Den Abschluß dieser Reihe von Argumenten und Beweisen bildet ein richtiges „Experimentum crucis". Vom Bogengang kann man natürlich keine genaue Schallanalyse erwarten, wie von der eigens zu diesem Zweck geschaffenen Schnecke. Man kann sich die Schallperzeption hier höchstens nach Art von Klangbildern, ähnlich vielleicht den bekannten CHLADNIschen Klangfiguren vorstellen, so daß nur ziemlich stark differierende Töne auch unterschiedliche Klangbilder erzeugen könnten. Bei gleichzeitigen Schallreizen aus verschiedener Richtung muß es nach der vorgebrachten Theorie dann so sein, daß die Intensität des Tones gewissermaßen das Bindeglied für die Zusammenfügung der getrennt wahrgenommenen Qualitäten „Tonhöhe" und „Richtung" darstellt. Wird z. B. gleichzeitig ein leiser, hoher Ton von rechts und ein lauter, tiefer Ton von links dem Ohr zugeführt, so verbindet sich in der Schnecke mit der Eigenschaft „leise" der hohe Ton, im Bogengang mit der schwächeren Erregung die Richtung „rechts" und im Gehirn wird dann durch Verschmelzung der Empfindungen der hohe Ton richtig nach rechts verlegt.

Stellt man nun mittels zweier Otaudione zwei Töne möglichst gleicher Intensität so ein, daß sie nur geringfügig in ihrer Höhe differieren (z. B. eine kleine Terz), so ist es tatsächlich kaum mehr möglich, die Richtung des einzelnen Tones sicher anzugeben. Verstärkt man aber einen der Töne oder wählt man einen größeren Unterschied in der Höhe, so wird die Richtungserkennung sofort für jeden einzelnen Ton möglich.

Dieses Verhalten ist nicht nur geradezu eine Forderung der Bogengangstheorie des Richtungshörens, sondern stellt auch eine Tatsache dar, die mit keiner der bestehenden Richtungstheorien auch nur andeutungsweise erklärt werden könnte.

Wie die von den Sinnesorganen ausgehenden Impulse ins Zentralnervensystem weitergeleitet und dort verarbeitet werden, darüber bestehen ganz allgemein nur sehr vage Vorstellungen. Immerhin sind die anatomischen Voraussetzungen in dieser Beziehung auch für die Richtungswahrnehmung durchaus gegeben. Sowohl über das Kleinhirn, als auch über die Vestibulariskerne ziehen direkte Verbindungen vom Vestibularisnerv über den Thalamus zum Großhirn und im besonderen zum Temporallappen (MONAKOW). Im übrigen müßte der letzte Sinneseindruck nicht einmal unbedingt dort verarbeitet werden, da die Richtungserkennung nach dieser Theorie ja eine ganz eigene Sinnesfunktion darstellt, die man dann auch besser gar nicht als „Hören", sondern vielleicht eher als „Orten" bezeichnen sollte (RIGLER).

Bei unphysiologischer Ausschaltung des Bogengangsmechanismus können Intensitätsunterschiede als Hilfsfaktoren zur Richtungsbestimmung dienen, wie sich durch Versuche unter solchen unphysiologischen Bedingungen ·nachweisen läßt. Diese stellen aber auch monaurale Leistungen dar, dadurch, daß jedes Ohr eine bestimmte, optimale Hörrichtung hat, die etwa nach außen und oben geht. Hunde halten z. B. beim Lauschen den Kopf schief, da sie mit einem Ohr in Optimumstellung besser hören, als mit beiden in einer Mittelstellung. Eine große praktische Bedeutung kommt diesem Ergänzungsfaktor jedoch nicht zu.

Die Bogengangstheorie des Richtungshörens stellt eine der bedeutsamsten und weitestgehenden Abweichungen von den bisherigen Auffassungen dar, die hier in dieser Schrift dargelegt werden sollen. Es ist sicherlich etwas ungewöhnlich, wenn heutzutage ein so wichtiges Sinnesorgan sozusagen neu entdeckt werden soll. Eines steht aber jedenfalls fest: So schwere Argumente wie gegen alle bisherigen Richtungstheorien werden gegen sie kaum vorgebracht werden können. Vielleicht gelingt es doch mit Hilfe dieser Theorie, wenigstens auf diesem kleinen und unsichersten Gebiet der Ohrphysiologie einmal festen Boden unter die Füße zu bekommen.

Das endolymphatische System

Der an sich schon recht kompliziert geformte knöcherne Innenohrhohlraum zeigt bei genauerer Untersuchung einen noch viel verwickelteren Aufbau. Alle drei Hauptabschnitte, Schnecke, Vorhof und Bogengänge, werden von einem dünnen, in sich geschlossenen Schlauchsystem, dem sogenannten endolymphatischen System durchzogen (Abb. 4 und 7). Dieses feine röhrenförmige Gebilde stellt somit ein verschmälertes, zartes Abbild der knöchernen Hohlräume dar. Mit einer einzigen Ausnahme füllt es nur einen Bruchteil des knöchernen Lumens aus: Einzig und allein in den Bogengangsampullen ist es kolbig so stark erweitert, daß es an diesen Stellen der knöchernen Wand fast anliegt und nur einen kapillaren Spaltraum freiläßt. In diesem mit Endolymphe gefüllten Schlauchsystem sind die Sinneszellen des Innenohres untergebracht: Das CORTIsche Organ, die beiden Maculae in den Vorhofsäckchen und die drei Cristae in den Bogengangsampullen.

Den Raum, den dieses dünne Röhrengebilde zwischen sich und der knöchernen Innenohrwand übrig läßt, nennt man perilymphatisches System. Er ist ebenfalls mit Flüssigkeit gefüllt und zum Teil — vor allem in den Bogengängen — von dünnen Bindegewebsbalken und -flächen durchzogen. Vom perilymphatischen System führt ein dünner Schlauch zur großen Jugularvene und vom endolymphatischen System ein ganz dünnes, möglicherweise überhaupt nicht durchgängiges Röhrchen zum Saccus endolymphaticus, einer kleinen kolbigen Erweiterung an der hinteren Pyramidenfläche (Abb. 3). Diese beiden Ausläufer dürften wohl wahrscheinlich mit Produktion und Resorption der Innenohrflüssigkeit zu tun haben, wenn sich auch hier nicht alle Ansichten decken.

Der Zweck der ganzen übrigen sonderbaren Einrichtung ist aber bis heute noch völlig unbekannt. Es wurden nur wenige Deutungsversuche unternommen, die aber alle nicht befriedigen können. Ein Schutz der Sinneszellen gegen Druck, Stoß, Infektionen und dergleichen kommt durch diese dünnen Häutchen nicht in Frage, zumal ja schon die tiefe Lagerung und Einbettung in den Knochen einen genügenden mechanischen Schutz bietet. Ein „Wasserkissen", mit dem dieses System verglichen wurde, hat keinen Sinn, wenn es selbst unter

Wasser (im perilymphatischen System) untergebracht ist. Eine Trennung chemisch wesentlich verschiedener Flüssigkeiten liegt nicht vor. Auch ein Druckgefälle zwischen peri- und endolymphatischem System, das für die Funktion der Sinneszellen irgendwie Bedeutung haben könnte, ist physikalisch unmöglich, da sich jeder Überdruck zuerst auf die Innenohrfenster als die Stelle des .geringsten Widerstandes auswirken und ihre Schwingungsfähigkeit behindern müßte.

Der übliche und von der Wissenschaft bevorzugte Schluß von der Morphologie und dem Experiment auf die Funktion hat hier vollständig versagt. Dagegen kann der einleitend angedeutete umgekehrte Gedankenweg eine Lösung bringen. Wenn man von bestimmten Funktionen ausgeht, die die Sinneszellen zu erfüllen haben, und sich ihren Konstruktionsplan logisch durchdenkt, so zeigt es sich, daß das endolymphatische System eine streng umrissene und äußerst wichtige Aufgabe zu erfüllen hat, die aus dem Arbeitsgang dieses kombinierten Sinnesorganes gar nicht wegzudenken ist.

Den Ausgangspunkt dieser Überlegung bildet eine kurze entwicklungsgeschichtliche Übersicht. Während sonst bei jedem anderen Organ in der ganzen Entwicklungsreihe von den niedersten Vielzellern bis zum Menschen wenigstens der Zweck, der Aufgabenkreis der gleiche bleibt, stellt das Innenohr einen Sinnesorgankomplex dar, der durchaus nicht immer gleichartige Aufgaben zu lösen hat. Die Vorläufer des Innenohres bilden primitive, flüssigkeitsgefüllte Bläschen, die sogenannten Otozysten. In ihnen müssen sich eine ganze Reihe von physikalischen Kräften auswirken und das Individuum braucht sich sozusagen nur auszusuchen, welche dieser Auswirkungen er als entscheidend für sein Fortkommen wahrzunehmen hat: Lageänderungen, Strömungen, Schallvibrationen, Druckänderungen, alle diese physikalischen Erscheinungen können durch ein solches primitives Organ perzipiert werden. Tatsächlich zeigt kaum ein Organ einen derart bunten Funktionswechsel wie das Innenohr. Mit der Übernahme immer neuer Aufgaben kommt es dabei zu einer Spezialisierung einzelner Sinneszellgruppen für bestimmte Reize, zur Entstehung des Bogengangssystems und zuletzt der Schnecke.

Nun ergibt sich hier ein wichtiger Gesichtspunkt: Die Verschiedenheit einzelner Teilfunktionen verlangt notwendigerweise eine Abschirmung inadäquater Reize, um nicht zu einer vollkommenen Verwirrung der Sinneseindrücke und zu Fehlleistungen zu führen.

Die Cristae in den Bogengangsampullen bilden quergestellte Leisten, die offenkundig durch Strömungen in den Bogengängen abgelenkt bzw. umgekippt werden sollen. Es muß demnach dafür gesorgt sein, daß die nicht etwa durch Schwerkraftreize, also einfache Lageänderungen erregt werden können. Dies ist erreicht durch ihr gleiches spezifisches Gewicht mit der umgebenden Endolymphe, in der sie praktisch schwerelos schweben. Ähnliches gilt natürlich auch für das CORTISCHE Organ in der Schnecke.

Von den sogenannten Maculae in den beiden Vorhofsäckchen hingegen nimmt man an, daß sie zur Wahrnehmung von Gravitationsreizen dienen sollen. Man schließt dies neben experimentellen Hinweisen vor allem aus der Tatsache, daß in der obersten Schicht der Sinneszellregion zahlreiche kleine, spezifisch schwerere Kristalle eingebettet sind, die sogenannten Otolithen. Um diese Funktion ungestört ausüben zu können, müssen sie vor Strömungsreizen geschützt werden, die bei Drehungen in jedem flüssigkeitsgefüllten Hohlraum, also auch in ihrer unmittelbaren Umgebung auftreten müssen. Diesem Zweck dienen nun ganz offensichtlich zwei Besonderheiten ihrer Bauart: Erstens die flache Ausbildung der Sinneszellregion, die ihnen die Bezeichnung „Maculae" eingebracht hat. Sie bieten dadurch den Flüssigkeitsströmungen einen viel geringeren Angriffspunkt als die steil aufragenden „Cristae". Den zweiten Schutzmechanismus gegen Strömungsreize aber findet man in der Art ihrer Unterbringung in zwei kleinen, flachen Säckchen, die das endolymphatische System um die Sinneszellen herum bildet. Das Ausmaß relativer Wandströmungen bei Drehungen ist unmittelbar abhängig vom Durchmesser des gedrehten Systems und durch die Kleinheit der Säckchen wird damit der Strömungsreiz für die Maculae ganz bedeutend herabgesetzt.

Im Bereich der Schnecke wird der Ductus cochlearis mit dem CORTISCHEN Organ durch die dünne REISSNERsche Membran zu einem geschlossenen endolymphatischen Rohr ergänzt. Auch dieser zarten Membran kann man eine ähnliche Aufgabe zusprechen, nämlich störende Längsströmungen der in den Skalen hin und herpendelnden Flüssigkeitssäule auf das CORTISCHE Organ zu verhindern, das ja offenkundig nur die Querschwingungen der Basilarmembran wahrnehmen soll.

In Vorhof und Schnecke hat demnach das endolymphatische System ganz offensichtlich die Aufgabe zu erfüllen, störende Strömungseinflüsse auf die dort befindlichen Sinneszellen zu verhindern. Eine solche Funktion ist unbedingt zu fordern, da ohne sie ein sinnvolles, störungsfreies Arbeiten dieser Sinnesorgane nicht denkbar wäre. Analog zu dieser Aufgabe sollte man nun schließen, daß auch in den Bogengängen das endolymphatische System den Zweck haben müßte, Strömungen hintanzuhalten. Nun soll aber nach der geltenden Meinung der Physiologen gerade dieses Teilorgan dazu dienen, Strömungen wahrzunehmen! Geht man von dieser Annahme aus, so kommt man bei näherer Betrachtung zu der bereits im Kapitel über das Richtungshören er-

wähnten überraschenden Feststellung, daß das Bogengangssystem für
diese ihm zugeschriebene Funktion denkbar schlecht konstruiert ist.

Das System ist an sich bei reichlich vorhandenem Platz ganz unnötigerweise viel zu klein und Kapillarwirkungen müssen die Strömungen außerordentlich behindern. Und wenn schon so enge Kanälchen aus irgendwelchen unbekannten Gründen zweckmäßig sein sollen, warum werden dann nicht gleich die knöchernen Kanäle in ent-
sprechender Enge gehalten? Dadurch, daß das endolymphatische
System durch kolbige Auftreibungen die Bogengangsampullen wie
durch Stöpsel fast vollständig verschließt, ist die Perilymphe hier
blockiert und nur in den häutigen Bogengängen, nur in einem Achtel
des knöchernen Lumens können überhaupt Strömungen auftreten.
Wozu dient also das komplizierte knöcherne Bogengangssystem, wenn
sieben Achtel seines Inhalts durch das endolymphatische System am
Strömen gehindert werden? Was ist die Aufgabe des umgebenden
perilymphatischen Systems im Bogengang, wenn es dort nichts zu
schützen hat und keinen Beitrag für den Strömungsreiz leisten kann?

Eine einzige Annahme kann eine schlagartige Lösung dieses Rät-
sels bringen: Die Cristae in den Bogengangsampullen müssen Endstellen für zwei verschiedene physikalische Reize sein, von denen nur
der eine auf größeren Flüssigkeitsbewegungen beruht: Für Strömungsreiz und Schall! Die dünnen endolymphatischen Membranen können
für den Schall mit seinen minimalen Flüssigkeitsverschiebungen nicht
das geringste Hindernis bilden, die feinen Vibrationen müssen durch
sie hindurchgehen, als ob sie nicht existierten.

Nimmt man nun eine Doppelfunktion der Cristae an, ein Ansprechen
auf Strömungsreize und eine unmittelbare Richtungs-Hörfunktion, so
muß auch eine Einrichtung bestehen, die die beiden verschiedenen
physikalischen Reize in der gleichen Größenordnung hält, damit nicht
durch den einen Reiz bereits eine Art Blendwirkung eintreten kann,
während der andere Reiz noch unter der Empfindungsschwelle liegt.
Das Ausmaß der knöchernen Bogengänge entspricht nun durchaus
dem der Schneckenskalen und ist in Analogie zu diesen unabänderlich,
da es der zur Verfügung stehenden Schallenergie angepaßt sein muß.
Es bleibt daher nichts übrig, als den naturgemäß viel stärkeren Strömungsreiz herabzusetzen, ohne aber dabei das Maß der knöchernen
Bogengänge zu ändern. Dies hat die Natur in genialer Weise erreicht
durch den Einbau des endolymphatischen Systems, das den Querschnitt
des strömenden Anteils im Bogengang auf ein Achtel dessen herabsetzt, was an den Schallvibrationen teilnimmt.

Das endolymphatische System hat demnach in allen drei Hauptabschnitten des Innenohres einzig und allein den Zweck, Strömungen
zu verhindern bzw. sie auf ein bestimmtes Maß einzuschränken. Es

bildet so eine der wichtigsten Einrichtungen zur Trennung der verschiedenen physikalischen Reize, zur Ermöglichung eines störungsfreien Reizempfanges. Die vorgebrachte Theorie erklärt zwanglos den ganzen verwickelten Bau des endolymphatischen Systems auf einheitlicher Grundlage und bildet damit ein weiteres wichtiges Argument für die Richtigkeit der Bogengangstheorie des Richtungshörens.

Bogengangsapparat und Nystagmus

Die Probleme des Richtungshörens und des endolymphatischen Systems leiten über zur Besprechung eines neuen, wichtigen Abschnittes des Innenohres, des Bogengangsapparates. Die anfänglichen vagen Vermutungen und Spekulationen über die Bedeutung dieses Systems wurden durch die epochemachende Feststellung abgelöst, daß Temperaturreize dieses Organs zu einer ganz seltsamen Augenbewegung, zum sogenannten labyrinthären Nystagmus führen. Die weitere Erforschung dieses sonderbaren Reflexes brachte ihrem Entdecker BÁRÁNY zu Anfang des Jahrhunderts den Nobelpreis ein. Seit dieser Zeit erscheinen in ununterbrochener Folge, man möchte sagen wöchentlich, neue wissenschaftliche Arbeiten über dieses Phänomen. Trotzdem ist man über Anfangsgründe nicht hinausgekommen und weiß nicht zu sagen, welchem Zweck dieser merkwürdige Vorgang eigentlich dient.

Für die Klinik des Ohres hat der Reflexvorgang eine ungeheure Bedeutung erlangt. Nicht nur, daß das Auftreten von spontanem Nystagmus eines der wichtigsten Zeichen für Komplikationen von Ohrerkrankungen darstellt, es bildet daneben auch heute noch die einzige Möglichkeit, durch künstliche, experimentelle Reize die Funktionstüchtigkeit dieses wichtigen Sinnesorgans objektiv prüfen zu können. Bei allen Hörprüfungen, mögen sie auch noch so fein ausgearbeitet sein, ist man ja immer auf die subjektiven Angaben des Prüflings angewiesen, die oft unverläßlich und bei Schwerkranken, Kindern usw. zum Teil überhaupt nicht zu erhalten sind.

Wenn man beispielsweise das rechte Ohr mit kaltem Wasser ausspritzt, so kommt es nach einer Latenzzeit von einigen Sekunden zu einer eigenartigen, langsamen Bewegung beider Augen nach rechts; dann schnellen die Augen ganz plötzlich wieder in die Geradeausstellung zurück und die langsame Bewegung beginnt von neuem, bis nach einigen Minuten — je nach der Stärke des Reizes — dieser Reflexvorgang wieder abklingt.

Der Mechanismus dieses Geschehens wurde nun genau erforscht und so viel kann heute als feststehend angenommen werden: Entstehungsort sind die Bogengänge (Abb. 1, 3 und 4), in welchen es durch die Temperaturunterschiede nach der Ausspülung zu einer Flüssigkeitsströmung kommt, ähnlich etwa dem System einer Zentralheizung oder eines Thermosiphon-Autokühlers. Die strömende Endolymphe übt einen Reiz auf die Cristae in den Bogengangsampullen aus, die quer zur Strömungsrichtung stehende Leisten darstellen (Abb. 8) und durch die Flüssigkeitsbewegung abgelenkt werden. Von hier wird dann der Reiz zu den Augenmuskelzentren im Gehirn weitergeleitet. Die Erregung kann auch auf andere Weise erfolgen, durch galvanischen Strom oder durch mehrfache Drehungen am Drehstuhl. Man nimmt mit gutem Recht an, daß diese letzte Auslösungsform die eigentlich physiologische ist. Für den Experimentator hat sie allerdings den Nachteil, daß durch Drehung immer beide Labyrinthe gereizt werden müssen. EWALD hat nun gezeigt, daß die zur Bogengangsampulle hin gerichtete Strömung wirksamer ist als die in umgekehrter Richtung, daß also bei Kopfdrehungen immer ein Labyrinth stärker gereizt wird als das andere. Die Endolymphe bleibt bei Kopfdrehungen infolge ihrer Trägheit in den Bogengängen zurück und dadurch entsteht eine „relative" Wandströmung, wie man sie ähnlich beim Drehen einer Teeschale an den feinen Teeblättchen beobachten kann, die die Drehung nicht mitmachen. Nach kurzer Zeit (es wurde behauptet, schon nach nicht einmal einer ganzen Umdrehung) wird allerdings die Reibung in den extrem engen Kanälchen wirksam und die Endolymphe wird mit der Kopfdrehung mitgenommen, die Strömung hört auf. Nach ruckartigem Anhalten der Drehung spielt sich dann der umgekehrte Vorgang ab, die Endolymphe kreist durch ihre Trägheit noch eine Zeit lang weiter in den Kanälchen und der während einer Rechtsdrehung anfänglich nach rechts gerichtete Nystagmus schlägt nach dem Anhalten sofort in einen „Nachnystagmus" nach links um. Die Richtung des Nystagmus wird immer nach der sogenannten schnellen Komponente benannt, nach der Richtung des Zurückschnellens der Augen nach jeder langsamen Abweichung.

Die nähere Erforschung dieser seltsamen Augenbewegungen hat nun ergeben, daß es zahlreiche Formen von „Augenzittern" gibt: Beispielsweise bei verschiedenen Krankheitszuständen der Augen selbst, Schwachsichtigkeit usw.; das sind dann meist kurze, unruhige Zuckungen der Augen oder unregelmäßige Pendelbewegungen in beide Richtungen. Dann gibt es den sogenannten optokinetischen oder Eisenbahn-Nystagmus, der entsteht, wenn man ein langsam bewegtes Blickziel mit den Augen verfolgt oder ein ruhendes Ziel in einer bestimmten Richtung absucht, wie etwa beim Lesen. Bei dieser Nystagmusform erkennt man schon zwei verschiedene Komponenten: Eine langsame, abtastende in eine Richtung und eine kurze, ruckartige Ausgleichsbewegung in die Gegenrichtung, wenn etwa das Blickziel am Eisenbahnfenster verschwindet oder man beim Lesen zur nächsten Zeile übergeht. Der eigentlich labyrinthär bedingte Nystagmus, von dem hier ausschließlich die Rede sein soll, unterscheidet sich aber von diesen Nystagmusformen durch einige Besonderheiten: Der Wechsel zwischen schneller und langsamer Komponente erfolgt vollkommen unbewußt und unabhängig vom Willen, die langsame Komponente ist absolut gleichmäßig gleitend und nicht wie beim Eisenbahnnystagmus in einzelne kurze, ruckartige Zuckungen zerlegt („saccadiert": GERTZ) und schließlich schlägt diese Nystagmusart nicht über das ganze Blickfeld, sondern nur über die Seite der langsamen Komponente.

Wenn man sich über Sinn und Zweck dieses eigenartigen Vorganges ein Bild machen will, muß man zuerst diese beiden unterschiedlichen Komponenten analysieren. Die langsame Komponente ist, wie man heute mit ziemlicher Sicherheit sagen kann, die eigentliche labyrinthäre Reizauswirkung und unmittelbare Folge der Strömungsvorgänge in den Bogengangskanälchen. (Einzelne Forscher erkennen auch dem Otolithenapparat eine gewisse Rolle bei der Entstehung des Nystagmus zu, doch dürfte diese nur von untergeordneter Bedeutung sein.) Man stellt sich vor, daß die langsame Augenbewegung gewissermaßen ein Abbild der langsamen Strömungen in den Bogengängen darstellt oder genauer gesagt dem abklingenden Erregungszustand in den Vestibulariszentren entspricht.

Wie kommt aber nun die schnelle Komponente bei diesem merkwürdigen Doppelmechanismus zustande? Man hat hier drei verschiedene Theorien aufgestellt. Die eine Forschergruppe verlegt den Entstehungsort der raschen Komponente in das Labyrinth selbst. Dagegen sprechen aber so viele Beobachtungen und Überlegungen (z. B. Nystagmus nach Zerstörung beider Labyrinthe usw.), daß diese Theorie heute wieder verlassen ist. Eine andere Ansicht sieht den Grund für die Entstehung der schnellen Komponente in einem peripheren Reiz im Bereich der Augen. Die Abweichung der Augen in der langsamen Phase soll auf sensiblem Wege zum Gehirn weitergeleitet werden und dort die Gegenbewegung auslösen (EWALD u. a.). DE KLEIJN konnte diese Theorie jedoch durch ein Experiment entkräften: Nach Durchschneidung sämtlicher Augenmuskelnerven mit Ausnahme eines Abduzens, dessen zugehöriger Muskel durch Novocaininfiltration in seiner Sensibilität ausgeschaltet wurde, trat keine Änderung des Nystagmus auf. Auch eine andere Überlegung spricht gegen diese Annahme einer peripheren Auslösung: Wenn die Deviation der Augen den sensiblen Reiz für die Entstehung der raschen Komponente liefern soll, so müßte eine Verstärkung der Deviation, wie etwa beim Blick in die Richtung der langsamen Komponente, auch den Reiz und damit den Nystagmus verstärken, während in Wirklichkeit gerade das Gegenteil, nämlich eine Abschwächung des Nystagmus auftritt.

De Kleijn nimmt mit der Mehrzahl der Autoren den dritten Standpunkt einer zentralen Entstehung der raschen Komponente ein. Der genaue Entstehungsort konnte jedoch trotz intensiver Bemühungen nicht gefunden werden. Entfernungen von Hirnteilen im Tierexperiment hatten sehr unterschiedliche und einander widersprechende Ergebnisse und beinahe jeder Autor, der sich hier eine Meinung gebildet hat, hält eine andere Hirnpartie für den Sitz dieses fraglichen Zentrums der raschen Komponente.

Nun lassen sich aber auch gegen diese heute noch vorherrschende zentrale Entstehungstheorie zahlreiche Einwände erheben. Zuerst spricht schon das Experiment De Kleijns selbst dagegen, der nach Durchschneidung der für die rasche Komponente maßgebenden Augenmuskelnerven diese schnelle Nystagmusphase weiterbestehen sah. Dann ist auch die Annahme eines notwendigerweise derart fein ausgewogenen Doppelreflexes ganz unwahrscheinlich: Die rasche Komponente müßte haargenau das durch Kraft kompensieren, was ihr an Zeit mangelt, da sonst bei Überwiegen einer Komponente die Augen schließlich in einer Extremstellung landen müßten. Die Annahme einer so genauen Abstimmung aufeinander wird durch zahlreiche, sehr differente Eigenschaften der beiden Komponenten noch unwahrscheinlicher: Ihre Bewegungen tragen ganz verschiedenen Charakter, die rasche Zuckung gleicht den Bewegungen der Körpermuskeln, die langsame Phase aber den Kontraktionen der glatten Muskulatur (Dohlman). Der labyrinthäre Nystagmus beginnt niemals mit einer schnellen Phase, anderseits kann diese allein verschwinden (bei Bewußtlosen, im tiefen Schlaf usw.), nie aber die langsame Komponente allein. Der labyrinthäre Nystagmus schlägt niemals über die Mittellinie, die schnelle Phase kann also trotz der augenscheinlich viel kräftigeren Zugwirkung im Gegensatz zur langsamen die willensmäßige Blickeinstellung niemals überwinden.

Schließlich läßt sich auch experimentell erweisen, daß eine selbständige rasche Komponente nicht existieren kann. Bei kalorischer Reizung beider Ohren mit geringem Zeitabstand müßte es zur Auswirkung nur der raschen Komponente kommen, zu einer Ruckbewegung der Augen nach rechts und links. Die beiden langsamen Komponenten beider Seiten könnten sich ohne weiteres die Waage halten, nicht aber die zu verschiedener Zeit einsetzenden raschen Zuckungen nach rechts und links. Ein solcher Rucknystagmus, wie er nach der Theorie von der zentralen Auslösung der schnellen Komponente zwingend zu erwarten wäre, konnte im Experiment aber niemals nachgewiesen werden.

Es läßt sich somit ganz eindeutig feststellen, daß sämtliche bisherigen Erklärungsversuche für die schnelle Komponente sicherlich

falsch sind. Wenn aber weder eine periphere, noch eine zentrale Auslösung in Frage kommt, so muß es eine dritte Möglichkeit zur Ausbildung einer solchen Doppelbewegung geben. Rein mechanisch gesehen besteht neben der Annahme eines alternierenden, verschiedenartigen Zuges in entgegengesetzte Richtungen noch die Möglichkeit
eines Dauerzuges in die eine Richtung, der durch einen wechselnd
einsetzenden und wieder verschwindenden Zug in die andere Richtung
überwunden wird. Die weitere Untersuchung zeigt nun, daß eine
solche Annahme die besonderen Verhältnisse beim Nystagmus viel
besser und einleuchtender erklären kann als die bisherige Hypothese
eines Doppelreflexes.

Eine Klarstellung dieser Verhältnisse ist für das Verständnis des
Sinns und Zwecks dieser ganzen merkwürdigen Augenbewegungen
von ungeheuerer Bedeutung. Deshalb müssen diese Probleme hier
trotz einer gewissen Trockenheit, Kompliziertheit und scheinbaren
„Ausgefallenheit" genauer besprochen werden. Allerdings ist die notwendige Analyse und Beweisführung ziemlich umständlich. Um hier
nicht allzu weit ausholen zu müssen, sollen die folgenden Darlegungen
daher nur eine übersichtsartige Rekapitulation des Aufbaus einer
neuen Theorie für den engeren Fachmann darstellen, der ihre logische
Durcharbeitung prüfen und gegebenenfalls dazu Stellung nehmen soll.
Wer sich den Weg über die manchmal etwas schwierigen Deduktionen
abkürzen will, möge die nächsten Seiten einfach überschlagen und bei
der Zusammenfassung vor Schluß dieses Kapitels zu lesen fortfahren.
Auf den hier gewonnenen Erkenntnissen beruhend bringt dann das
nächste Kapitel eine überraschende neue Deutungsmöglichkeit für den
Sinn aller dieser seltsamen funktionellen Zusammenhänge zwischen
Auge und Ohr.

Um den genannten Dauerzug und Wechselzug genauer herausarbeiten zu können, ist ein kurzer Überblick über die Kräfte notwendig, die auf die Augenmuskeln einwirken. Man kann hier im wesentlichen vier Momente unterscheiden. Wie alle Muskeln haben auch die
Augenmuskeln einen Ruhetonus, eine gewisse leichte Dauerspannung,
die zum Teil im Muskel selbst liegt, zum Teil einer „statischen Innervation" zugesprochen wird. Diesem leichten Dauerzug superponiert
sich die willensmäßige Innervation. Nun gibt es aber auch eine andere
tonische Einwirkung auf die Muskeln, die von den Labyrinthzentren
ausgeht und als sogenannter „Labyrinthtonus" bezeichnet wird
(EWALD). Wegen einiger wesentlicher Besonderheiten ist er streng
von der statischen Innervation sämtlicher Muskeln zu trennen: Seine
Bewegungen sind langsam und durchaus gleichmäßig, ganz ähnlich
den Bewegungen glatter Muskeln; diesem Moment kommt eine ganz
besondere Bedeutung zu, weil es in weiterer Folge sehr wichtige

Schlüsse ermöglicht. Labyrinthäre Einwirkungen bestehen nicht auf alle Körpermuskeln (so sind etwa die Kehlkopfmuskeln durch Labyrinthreize nicht beeinflußbar). Der wichtigste Unterschied aber, der noch näher besprochen werden muß, liegt in einem bestimmten Einstellungsziel des labyrinthären Tonus.

Daß dieser Labyrinthtonus von den Gehirnzentren und nicht von den Labyrinthen selbst ausgeht, läßt sich leicht durch die BECHTEREW-sche Beobachtung nachweisen: Nach Zerstörung des zweiten Labyrinths kommt es genau so, wie nach der Ausschaltung des ersten, zu einem Nystagmus zur Gegenseite, der aber jetzt nur von den Kernzentren stammen kann. Auch der Einstellungsnystagmus (kurz dauernder, „physiologischer" Nystagmus in die Blickrichtung bei extremer Seitwärtswendung der Augen) beweist dies, da seine anerkannt labyrinthäre Komponente ja ohne jede Möglichkeit eines Labyrinthreizes entsteht. Als vierte Kraft superponiert sich diesem Tonus der Labyrinthzentren die Reizwirkung der Labyrinthe, genau so, wie sich der Wille dem statischen Tonus überordnet.

Die Vierteilung der auf die Augen einwirkenden Kräfte scheint auf den ersten Blick eine unnötige Komplizierung der Verhältnisse zu bedeuten, doch ermöglicht sie in Wirklichkeit eine vollkommen widerspruchsfreie und lückenlose Erklärung aller Nystagmusformen. Zwei Besonderheiten der labyrinthären Einwirkungen auf die Augenmuskeln müssen hier noch näher besprochen werden. Während der statische Ruhetonus sämtlicher Muskeln gleichmäßig immer nur in eine bestimmte Richtung hin wirkt, vergleichbar etwa einem schwach gespannten Gummiband, zeichnet sich der labyrinthäre Tonus durch die Besonderheit eines jeweils genau festgelegten Einstellungszieles aus, wie es sonst nur die willensmäßige Blickwendung kennzeichnet. Der Einstellungsnystagmus tritt beispielsweise nur bei einer Seitenstellung der Augen bestimmten Ausmaßes auf, die langsame labyrinthäre Komponente scheint die Augen nur bis zu einer bestimmten seitlichen Stellung zurückzuziehen. Noch deutlicher ist dies beim Nystagmus zweiten Grades (Nystagmus beispielsweise nach links beim Blick geradeaus, der immer mit einem Nystagmus ersten Grades beiderseits kombiniert ist, d. h. mit einem Nystagmus in die Blickrichtung bei Seitenstellung der Augen. Die Gradeeinteilung des Nystagmus wird nach den Blickrichtungen getroffen, in denen er auftritt). Hier erfolgt der labyrinthäre Zug deutlich nach einem bestimmten Punkt hin (in obigem Beispiel etwa einer Augeneinstellung nach halbrechts; bei willkürlichem Blick nach ganz rechts zieht also das Labyrinth die Augen nach links, bei Blick geradeaus oder nach links aber nach der rechten Seite hin, immer auf einen bestimmten Einstellungspunkt).

Aus der in allen Phasen der langsamen Komponente gleich schnellen Bewegung kann man weiterhin folgern, daß die einwirkende Kraft während der ganzen Augenbewegung gleich stark bleibt und sich somit wieder von dem „Gummibandzug" unterscheidet, der natürlich bei starker Spannung wirksamer ist, als in der Ruhestellung. Aus der schräg zur Gegenseite gerichteten Einstellungstendenz der Labyrinthe (EWALD) ergibt sich im Verein mit der festgestellten Gleichmäßigkeit der Zugkraft die wichtige physikalische Folgerung, daß bei intakten Labyrinthen eine „Indifferenzzone" bestehen muß, die normalerweise fast das ganze Blickfeld umfaßt und innerhalb welcher sich beide Labyrinthe die Waage halten und es daher auch keine labyrinthären Auswirkungen in der Ruhe geben kann.

Genau so, wie der Wille den statischen Ruhetonus überwindet und die Augen auf ein bestimmtes Blickziel einzustellen in der Lage ist, modifiziert der von den gereizten Labyrinthen ausgehende Impuls das durch die labyrinthären Kerngebiete festgelegte Einstellungsziel der Augen, das wie erwähnt, in der Ruhe zur Gegenseite zeigt. Reizimpulse, die vom Labyrinth ausgehen, verstärken nicht die labyrinthäre Zugkraft, beschleunigen nicht den Nystagmus, wie das fürs erste naheliegend wäre, sondern ändern nur die Einstellungsrichtung, ziehen sie nach der Seite der Reizung hin: Ein Moment von besonderer Wichtigkeit, das das Fundament einer ganzen Theorie des Bogengangsapparates bilden kann. Wird beispielsweise das rechte Labyrinth gereizt, so wandert das labyrinthäre Einstellungsziel von halblinks je nach der Stärke des Reizes über die Mittellinie nach rechts, bis es sich mit dem Einstellungsziel des linken Labyrinthes trifft und dann beide Labyrinthe die Augen nach rechts abweichen lassen. Die „Indifferenzzone" wird immer schmäler und verlagert sich auf die rechte Seite.

Hat die labyrinthäre Kraft ihr Einstellungsziel erreicht, sind die Augen bis zu diesem bestimmten Punkt deviiert, so muß die Labyrinthwirkung ebenso schlagartig aufhören, wie die willensmäßig bedingte Kraft bei Erreichung ihres Blickzieles. Sobald anderseits die Augen durch irgendwelche Einwirkungen (z. B. willkürlichen Blick) aus der Gleichgewichtszone der Labyrinthe herausgebracht werden, muß die Labyrinthwirkung wieder einsetzen und es entsteht Nystagmus. Der labyrinthäre Nystagmus ist demnach nichts anderes, als die Folge einer Diskrepanz zwischen labyrinthärem und nicht labyrinthärem Einstellungsziel der Augen, einer Diskrepanz zwischen labyrinthärer Zugkraft und Blick.

Diese Analyse, die anfänglich vielleicht kompliziert und spekulativ erscheinen mochte, klärt mit einem Schlag alle Nystagmusformen bis in alle Einzelheiten, ohne daß dabei ein eigenes Zentrum für die schnelle Komponente angenommen werden muß. Diese ist nichts weiter als die automatisch einsetzende Ausgleichsbewegung durch willensmäßige Einstellung und statischen Ruhetonus im Augenblick, da die labyrinthären Zugkräfte bei Erreichung ihres Zieles (bzw. der Indifferenzzone) ihre Wirksamkeit verlieren.

Beim Einstellungsnystagmus werden die Augen willensmäßig aus der breiten Indifferenzzone des normalen Blickfeldes herausgebracht; von diesem Augenblick an wirkt die Zugkraft beider Labyrinthe auf die Indifferenzzone hin und führt zu einem langsamen Abweichen der Augen bis zu dieser Zonengrenze (die normalerweise schräg seitlich, aber nicht so extrem lateral wie die ursprüngliche Blickeinstellung liegt). Dort hört diese Kraft schlagartig auf und die Dauerspannung durch die willensmäßige seitliche Blickeinstellung muß ruckartig zu einer neuen Deviation führen usw. usw.

Bei Reizung beispielsweise des rechten Labyrinthes kommt es zu einem Wandern des von diesem Labyrinth gegebenen Einstellungszieles von der linken Seite über die Mittellinie nach rechts. Solange die Mittellinie noch nicht überschritten ist, kann nur bei Blick nach links ein Nystagmus auftreten, den man Nystagmus ersten Grades nennt. Bei Überschreiten der Mittellinie ist die Indifferenzzone ganz schmal und im rechten Blickfeldabschnitt gelegen, die Einstellungsziele beider Labyrinthe decken sich jetzt nahezu. Es kommt also bei Geradeausblick zu einem Nystagmus nach links, zum bekannten Nystagmus zweiten Grades. In dieser Weise läßt sich auch der Nystagmus ersten Grades beiderseits und dritten Grades ganz zwanglos allein aus der jeweiligen Beziehung der labyrinthären und nicht labyrinthären Einstellungsziele zueinander ableiten.

Bei völligem Ausfall eines Labyrinthes sind zwei Möglichkeiten gegeben. Man kann ein plötzliches Nachlassen des zugehörigen Kerntonus annehmen mit Überwiegen der gesunden Seite und Verlagerung des Einstellungszieles zur kranken Seite; es ist aber auch ein erhöhter Reizzustand im Kerngebiet der geschädigten Seite denkbar mit Wandern des Einstellungszieles auf diese Seite und Doppelzug beider labyrinthärer Systeme in diese Richtung. In beiden Fällen muß es zum Nystagmus zur Gegenseite kommen, wie es die Erfahrung immer wieder bestätigt. So läßt sich spielend die merkwürdige Tatsache erklären, daß erhöhte Tätigkeit und Ausfall eines Organs äußerlich zu den gleichen Erscheinungen führen.

Auch die Déviation conjuguée (seitliche Dauerabweichung der Augen unter bestimmten, meist pathologischen Umständen) findet leicht ihre Erklärung, wenn man annimmt, daß entweder die Zugkraft für die schnelle Komponente ganz verschwindet (Narkose, tiefer Schlaf usw.), oder daß das labyrinthäre Einstellungsziel bei extremem Reiz so weit seitlich verschoben wird, daß es durch den Blick nicht mehr erreicht werden kann, daß also kein Nachlassen des labyrinthären Zuges und damit keine Manifestationsmöglichkeit für die schnelle Komponente mehr gegeben ist. Auch sämtliche gegen die bisherigen Theorien angeführten Beobachtungen und Überlegungen erhalten mit dieser Theorie eine einfache und sozusagen „automatische" Erklärung, so daß die einzelnen Punkte hier gar nicht gesondert besprochen zu werden brauchen.

Um diese schwierigen Verhältnisse noch einmal kurz **zusammenzufassen**: Vier Kräfte wirken auf die Augen ein: ein Ruhetonus, dem sich der Wille superponiert und ein Labyrinthkerntonus, dem sich die labyrinthäre Reizwirkung überordnet. Jede dieser Kräfte hat ihr bestimmtes Bewegungsziel: Der Ruhetonus die Mittelstellung der Augen der Wille ein variables Blickziel, der Labyrinthkerntonus die Stellung der Augen schräg zur Gegenseite und die Labyrinthreizwirkung je nach ihrem Grad eine immer mehr auf ihre Seite hin gerichtete Einstellung der Augen. Die Labyrinthe beider Seiten halten sich durch ihre gekreuzte Einstellungsrichtung in der Ruhe in einer breiten Indifferenzzone die Waage, die fast dem ganzen Blickfeld entspricht. Werden die Augen willkürlich aus dieser Zone herausgeführt, so tritt sofort Nystagmus auf, d. h. eine langsame Rückführung der Augen in die Indifferenzzone durch die labyrinthäre Zugwirkung. Ist diese Augenstellung erreicht, so muß die Labyrinthkraft schlagartig aufhören, die ständig vorhandene willensmäßig-tonische Innervation tritt in Erscheinung und führt ruckartig zur sogenannten schnellen Komponente des Nystagmus. Dieses Wechselspiel setzt sich fort bis zum Nachlassen einer der beiden Kräfte.

Nystagmus ist demnach nichts anderes als die Folge verschiedener Einstellungsrichtungen der labyrinthären und der nicht labyrinthären Zugkräfte, die auf die Augenmuskeln einwirken. Er tritt auf, wenn Blickrichtung und labyrinthäre Gleichgewichtszone nicht mehr zusammenfallen. Dies kann sowohl durch Änderung der Blickrichtung erfolgen („Einstellungsnystagmus"), als auch durch Verschmälerung und Seitenverlagerung der labyrinthären Indifferenzzone infolge von Reizzuständen im Bogengang oder in den übergeordneten Gehirnzentren. Die rasche Komponente ist somit nur eine automatisch einsetzende Ausgleichsbewegung durch ständig vorhandene Zugkräfte, die nur temporär durch die labyrinthären Kräfte überwunden werden.

Die ganze Theorie baut sich logisch auf einer einzigen Beobachtung auf: Der Gleichmäßigkeit der langsamen Komponente des Nystagmus. Aus dieser folgt die Gleichheit der labyrinthären Zugstärke in allen Bewegungsphasen und damit die Notwendigkeit einer Indifferenzzone im Blickfeld, die wieder die Trennung des labyrinthären Tonus vom anders bedingten statischen Ruhetonus verlangt (sonst wäre beispielsweise neben anderen Überlegungen die Mittelstellung der Augen im Schlaf nicht erklärbar). Aus der Gruppierung der einzelnen Kräfte mit ihren ganz verschiedenen Eigenschaften und aus ihrem Zusammenspiel lassen sich dann automatisch alle bekannten labyrinthären Nystagmusformen in allen Einzelheiten ableiten.

Unter physiologischen Bedingungen kann es niemals zu einem Nystagmus kommen und somit wäre die rasche Komponente, wenn sie als eigener Reflex bestünde, ein sehr komplizierter, feinst ausgewogener und dabei völlig sinnloser Mechanismus, ein Vorkommen, wie es in der ganzen Biologie keine Parallele hätte. Die Annahme eines solchen Reflexes stellt eine der gewagtesten und schlechtest fundierten Hypothesen dar, die jemals im Gebiet der Ohrphysiologie aufgestellt wurden. Ihre Aufgabe bringt nicht nur eine weitgehende Vereinfachung der bisherigen Vorstellungen, sondern ermöglicht weittragende und noch wichtigere Schlüsse, die im nächsten Kapitel zur Sprache kommen sollen.

Die Funktion des Bogengangssystems

Im vorangegangenen Kapitel wurde festgestellt, daß die schnelle Komponente des Nystagmus keinen selbständigen Reflex, sondern bloß eine automatisch einsetzende Ausgleichsbewegung darstellt. Nun bleibt aber die eigentliche Hauptfrage zu erörtern, welches die Bedeutung der langsamen Komponente ist, der Sinn und Zweck dieser sonderbaren gleitenden Augenbewegung, die vom Ohr aus veranlaßt und gesteuert wird. Trotz unzähliger Arbeiten über dieses Gebiet ist man hier über einige vage Vermutungen nicht hinausgekommen. Man ist heute noch der Meinung, der Bogengangsapparat diene dazu, durch die Trägheitsströmungen der Endolymphe in den Kanälchen Kopfdrehungen zu erkennen. Die wenigen Forscher, die dem komplizierten Reflex des Nystagmus überhaupt eine sinnvolle Bedeutung zuerkennen, sehen jedoch in ihm einen Mechanismus mit einer Funktion, die sich wesentlich von der der normalen Bogengangstätigkeit zugeschriebenen unterscheidet. Die während einer Rechtsdrehung auftretende langsame Komponente nach links scheint die Kopfdrehung hemmen zu wollen. NEUMANN, FREMEL und in ähnlicher Weise auch LEIDLER sehen darin einen Regulationsmechanismus, der eine allzu plötzliche Gesichtsfeldänderung verhindern soll, um das Gleichgewicht nicht zu gefährden.

Eine solche Hemmung kann jedoch niemals im Interesse des Individuums gelegen sein, da es in Momenten der Gefahr oft um Bruchteile von Sekunden geht, das neue Gesichtsfeld zu erfassen. Gerade besonders rasche Kopfdrehungen beweisen außerdem, daß plötzliche Gesichtsfeldänderungen das Gleichgewicht durchaus nicht in Gefahr bringen und daß die angenommene hemmende Wirkung des Nystagmus niemals ein wirklich in Betracht kommendes Ausmaß erreichen kann. GÜTTICH hat gezeigt, daß bei aktiven Drehungen, wie sie in der Natur praktisch ausschließlich vorkommen, das Auge als erstes eine rasche Drehung macht, der Wille also dem Reflex vorgreift und ihn überdeckt. Von einer effektiven Hemmungswirkung der Labyrinthe kann demnach nicht die Rede sein.

Ein derart komplizierter, exakt ausgearbeiteter und gesetzmäßig auftretender Reflex muß aber einen physiologischen Sinn haben, wenn man nicht alle Grundgesetze der Biologie über den Haufen werfen will. Um diesen herauszuarbeiten, ist es demnächst notwendig, alle Labyrinthfunktionen zu eliminieren, die ursächlich nichts mit dem Nystagmus zu tun haben. Über die Selbständigkeit zahlreicher Funktionen des Innenohres, wie Schallperzeption, Gleichgewichtsfunktion, verschiedene vegetative Einflüsse (auf Blutdruck usw.) besteht heute kaum mehr ein Zweifel. Von den meisten Forschern werden jedoch die Bewegungsempfindungen, die gleichzeitig mit dem Nystagmus entstehen, in unmittelbaren kausalen Zusammenhang mit diesem gebracht. Man nimmt fast immer an, daß die vom Willen unbeeinflußte Verschiebung des Netzhautbildes durch den Nystagmus eine Drehung vortäusche.

Bei verschiedenen Reizzuständen des Innenohres treten zwei Formen von Bewegungstäuschungen auf: Ein Drehgefühl des eigenen Körpers und eine Scheindrehung der Umgebung. Das Eigendrehgefühl geht nun durchaus nicht parallel mit dem Nystagmus. Drehnachempfindung und Nachnystagmus sind nach Dauer und Intensität meist stark verschieden und man findet oft lebhaften Nystagmus ohne jede Eigendrehempfindung (Fistelsymptom, multiple Sklerose usw.). Diese Eigendrehempfindung ist überhaupt beim Menschen eine nur noch sehr schwache Sensation, die meist erst nach vollkommen unphysiologischer Ausschaltung des Gesichtssinnes in Erscheinung tritt.

Aber auch die zweite und wichtigere Form der Scheinbewegungen, die Scheindrehung der Umgebung, geht durchaus nicht immer konform mit der nystaktischen Augenbewegung. Das läßt sich am besten durch den klassischen PURKINJEschen Drehversuch zeigen. Dreht man sich aktiv oder passiv mit offenen Augen nach rechts, so entsteht nach einiger Zeit eine lebhafte und immer schneller werdende Scheindrehung der Umgebung nach links, die Außenwelt scheint sich mit großer Geschwindigkeit entgegen dem eigenen Bewegungssinn zu drehen. Diese Scheindrehung nimmt immer mehr zu, obwohl die Endolymphe in den Bogengängen und damit auch der Drehnystagmus langsam zur Ruhe kommen. Nach plötzlichem Anhalten der Drehung setzt sich die Scheinbewegung der Umgebung unverändert in gleicher Rich-

tung und Geschwindigkeit fort, während der Nystagmus durch die
jetzt wieder einsetzende Trägheitsströmung in den Bogengängen sofort
in die Gegenrichtung umschlägt. Ergänzt man aber diesen bekannten
Versuch in der Weise, daß man sich nach dem Anhalten sofort in die
Gegenrichtung dreht, dann hört diese Scheindrehung und jedes Schwin-
delgefühl schlagartig auf, während die durch ihre Trägheit nunmehr
gegenströmende Endolymphe eine bedeutende Beschleunigung erfahren
und der Reiz für die Bogengangs-Cristae daher wesentlich zunehmen
muß.

Man kann aus diesen Beobachtungen mit Sicherheit den Schluß
ziehen, daß der Nystagmus und die meist mit ihm auftretenden Bewegungsempfindungen in keinem kausalen Zusammenhang mitein-
ander stehen und demnach auch nicht in den gleichen Abschnitten des
Innenohres ihren Ursprung haben können. Die Analyse der für die
Ohrphysiologie ungeheuer wichtigen Scheindrehungen soll einem späteren Kapitel vorbehalten bleiben. An dieser Stelle ist nur die Feststellung wichtig, daß der Nystagmus eine absolut selbständige Funktion des Labyrinthes darstellt, deren Sinn und Zweck in ihm selbst
gesucht werden muß, in einer — sagen wir — mechanisch-muskulären
Regulation und nicht etwa in der Hervorrufung irgendwelcher subjek-
tiver Bewegungserscheinungen.

Wenn man nun die Gelegenheiten untersucht, bei welchen Nystagmus auftritt, so muß man feststellen, daß diese eigentlich immer pathologische sind: Bei Krankheitszuständen der Labyrinthe und deren
Zentren oder bei pathologischen Reizen, wie sie im Experiment durch
Unterkühlung, Dauerdrehung usw. hervorgerufen werden. Nystagmus
ist demnach offenkundig die Reaktion des Körpers auf einen über-
triebenen Reiz und es ist nun die nächste Aufgabe, Reiz und Reiz-
beantwortung unter normalen, physiologischen Umständen zu er-
gründen.

Man kennt eine einzige labyrinthäre Augenreaktion auf einen wirklich physiologischen Reiz, nämlich die sogenannte Gegenrollung der
Augen. Als solche wird das Phänomen bezeichnet, daß bei Drehung
des Kopfes um eine fronto-occipitale Achse (etwa Neigung des Kopfes
auf eine Schulter) die Augen eine genau umgekehrte Drehung durchführen, so daß ihre Stellung zur Lotrechten unverändert bleibt. Da
diese Stellungsänderung der Augen solange anhält, wie der Kopf in
der neuen Lage gehalten wird, schreibt man diesen Reflexmechanis-
mus als „tonischen" Reflex dem Otolithensystem zu, dem dritten Teil-
sinnesorgan des Innenohres, das später noch genauer zu besprechen
sein wird. Einzelne Autoren nehmen auch für horizontale und
vertikale Bewegungen solche Gegenbewegungen der Augen an, doch
seien sie wegen der Überdeckung durch die willensmäßige Blickein-

stellung nicht nachweisbar (RUTTIN). Ein mechanischer Faktor bei
dieser Augenbewegung, das Trägheitsmoment, konnte von KOMPANEJETZ
als unmaßgeblich erwiesen werden, da in Fällen von totaler Augen-
muskellähmung zu seiner Sichtbarmachung eine vielfach größere
Kopfdrehung als beim normalen Auge nötig war.

Die beiden vom Ohr veranlaßten Augenbewegungen, Nystagmus
und Gegenrollung, unterscheiden sich also äußerlich sehr deutlich
durch drei Momente, die auch ihre verschiedene Zuteilung zu Bogen-
gangs- und Otolithenapparat veranlaßt haben: Durch die scheinbare
Beschränkung der Gegenrollung auf Drehbewegungen der Augen,
ihren tonischen Charakter im Gegensatz zum Wechselspiel des Nystagmus und durch die schnelle Komponente des Nystagmus. Eine genaue
Analyse kann jedoch erweisen, daß alle diese Unterschiede nur scheinbare und gradmäßige sind.

Durch einen ganz einfachen Versuch läßt sich die horizontale und
vertikale Komponente der Gegenrollung nachweisen. Bringt man beim
Lesen eines gedruckten Textes die Schrift ziemlich nahe an den Augen
in kreisende oder ganz unregelmäßige Bewegungen, so „verschwimmt"
sie bald vor den Augen und man ist nicht mehr imstande, weiter zu
lesen. Hält man jedoch den Text ruhig im gleichen Abstand und macht
dieselben kreisenden Bewegungen mit dem Kopf, so verliert man auch
bei sehr schnellen und unregelmäßigen Bewegungen nicht einen Augenblick lang die Fähigkeit, den Text klar zu erkennen. Die relative Verschiebung zwischen Auge und Blickfeld ist die gleiche; während aber
im ersten Falle der Wille allein die Korrektur durch ständig wechselnde Blickeinstellungen durchführen muß, besorgt dies im zweiten
Falle der viel rascher arbeitende Mechanismus des Labyrinthreflexes,
der die Kopfbewegungen sofort durch entsprechende Gegenbewegungen der Augen ausgleicht. Eine Patientin mit beiderseitigem Labyrinthverlust versagte bei diesem Versuch, sie konnte einen ruhenden Text
bei Schüttelbewegungen des Kopfes nicht mehr weiter lesen.

Der tonische Charakter der kompensatorischen Augenbewegung,
wie die Gegenrollung mit einem ebenfalls gebräuchlichen Ausdruck
besser genannt werden kann, ist nicht unbedingt auf einen Dauerreiz
zurückzuführen, wie ihn im Bereiche des Labyrinths einzig und allein
der ständig anhaltende Gravitationszug an den Otolithen bieten könnte.
Die reflektorische Einstellung der Augen durch diesen Mechanismus
deckt sich ja notwendigerweise immer mit der willensmäßigen Blickeinstellung. Faßt man die kompensatorische Augenbewegung als
Bogengangsmechanismus auf, als Übertragung des durch kurze Drehungen nicht veränderten Lagezustandes der Bogengangs-Endolymphe
auf die Augenstellung, so besteht gar kein Anlaß, daß nach Abschluß
einer Kopfdrehung die Augen wieder aus der Stellung gebracht wür-

den, in die sie der kurz dauernde Bogengangsreiz geführt hat. Der tonische Charakter dieses Reflexes ist ein scheinbarer, bedingt durch das Fehlen eines Gegenmechanismus, einer „schnellen Komponente", die dieser Bewegung entgegenarbeiten könnte.

So ist es auch nicht zu verwundern, daß bisher alle Versuche fehlgeschlagen haben, eine Abhängigkeit der kompensatorischen Augenbewegung vom Otolithensystem nachzuweisen. Versuche, den genaueren Entstehungsort und -Mechanismus von Nystagmus und kompensatorischer Augenbewegung experimentell zu klären, haben zu den gegensätzlichsten Resultaten geführt. Einerseits wurde nach Plombierung der Bogengänge noch Nystagmus beobachtet, anderseits nach Abschleuderung der Otolithenmembranen sämtliche dem Otolithensystem zugeschriebenen Reaktionen nachgewiesen. Es scheint, daß das Tierexperiment in diesen Fragen nicht weiterführen kann; zum Teil wohl deshalb, weil kaum ein Organsystem in der phylogenetischen Entwickungsreihe eine so starke Variabilität der Funktionen aufweist wie das Innenohr, zum anderen Teil sicherlich bedingt durch die große Schwierigkeit, Bogengang und Otolithensystem isoliert zu reizen bzw. auszuschalten. In der menschlichen Physiologie muß man zu Experimenten am Menschen selbst und zu logischen Deduktionen zurückgehen, die ohne weiteres auch zu klaren Ergebnissen führen können.

Erkennt man nun in der schnellen Komponente des Nystagmus eine einfache, automatische Ausgleichsbewegung, die nur dann auftritt, wenn Blickziel und labyrinthäre Einstellung sich abnormerweise nicht decken, so fällt das letzte Moment der Unähnlichkeit dieser beiden labyrinthären Augenbewegungen weg. Es zeigt sich mit überraschender Klarheit, daß die langsame Komponente des Nystagmus nichts anderes ist, als eine durch krankhafte Reize ins Pathologische verzerrte kompensatorische Augenbewegung, die normale, physiologische Antwort des Körpers auf einen pathologischen Reiz. Der unphysiologischen Reizsummation durch die langsame Dauerdrehung entspricht die langsame Nystagmuskomponente, genau wie den raschen und kurzdauernden physiologischen Kopfdrehungen die entsprechende kompensatorische Augenbewegung zugehört.

Ein weiteres kleines Experiment zeigt sehr schön die Auslösung der kompensatorischen Raddrehung der Augen durch einen Strömungsreiz. Prägt man sich eine lotrechte Leuchtlinie ein und neigt man den Kopf bei geschlossenen Lidern rasch etwas nach rechts und links, so bleibt das Nachbild lotrecht. Macht man die Kopfbewegungen aber ganz langsam (unter der Reizschwelle für die Cristae), so neigt sich die Leuchtlinie mit dem Kopf mit. Da für einen Lagerezeptor wie das Otolithenorgan die Geschwindigkeit der Neigung unmaßgeblich sein muß, kann hier nur ein Strömungsreiz eingewirkt haben.

Sinn und Zweck des labyrinthären Nystagmus ist erkannt, wenn die Bedeutung dieser kompensatorischen Augenbewegung bekannt ist und diese ergibt sich nun aus einigen Besonderheiten der Physiologie des Gesichtssinnes. Die überragende Bedeutung des Auges für das Einzelindividuum steht außer Zweifel. So ist es nicht verwunderlich, daß die Natur alles unternimmt, um gewisse Schwächen auszugleichen, die sich aus Grundeigenschaften der lebenden Zellen ergeben. Eine solche Grundeigenschaft ist unter anderem die Tatsache, daß eine Sinneszelle der Netzhaut höchstens zwanzig verschiedene Eindrücke in der Sekunde verarbeiten kann. Bei schnellerem Belichtungswechsel kommt es zu einem „Verschwimmen" des Bildes, ein Prinzip, das bekanntlich die Grundlage der Kinematographie abgegeben hat. Bei jeder gleichmäßig langsamen Bewegung der Augen muß nun eine solche viele hunderte Male in der Sekunde wechselnde Belichtung der einzelnen Netzhautzellen und damit unweigerlich ein Unscharfwerden des Bildes eintreten. Die Natur hat es daher so eingerichtet, daß alle unsere willkürlichen Augenbewegungen sprunghaft sind, auch wenn sie uns durchaus gleichmäßig vorkommen. Bei langsamem Blick von links nach rechts springt das Auge in Wirklichkeit ruckartig über verschiedene Zwischenstationen immer weiter, bis das neue Blickziel erreicht ist.

Dieser Mechanismus könnte aber allein nichts nützen, wenn bei jeder Kopfbewegung die Augen mitgenommen und zu einer gleichmäßig gleitenden Bewegung gezwungen würden. Es müßte bei jeder langsamen Kopfbewegung sofort zu einem Verschwimmen des Blickfeldes, zur Unmöglichkeit jeder Scharfeinstellung bis zum Abschluß der Bewegung kommen. Wenn man bedenkt, daß die meisten Tiere bei ihrer Hauptbeschäftigung, der Nahrungssuche, recht ausgiebige Kopfbewegungen zu machen gezwungen sind, so kann man ermessen, wie wichtig der Natur die Ausschaltung einer solchen Störung des Gesichtssinnes sein muß.

Durch die Einrichtung der labyrinthären Augenreflexe ist ihr dies in genialer Weise gelungen. Die kompensatorische Augenbewegung gleicht jede Kopfbewegung durch eine in Ausmaß und Geschwindigkeit genau gleiche gegensätzliche Augenbewegung aus, so daß der Mechanismus des ruckweisen Überspringens zu neuen Blickzielen durch Kopfbewegungen nicht gestört werden kann.

Am Rande kann hier vermerkt werden, daß die Natur bei kleinen Tieren, deren Gesichtsfeld der nächsten Umgebung durch ihre eigene Fortbewegung gestört werden müßte, ähnliche Ausgleichsreflexe auch für Progressivbewegungen geschaffen hat. Wenn man etwa Hühner beobachtet, wie sie langsam vor einem Zaun oder einer Wand vorbeigehen, so bemerkt man ruckartige Kopfbewegungen in die Richtung der Fortbewegung, die von einem langsamen Zurückgehen des Kopfes gefolgt werden. Beobachtet man dabei den Hintergrund, so merkt man, daß dieses langsame Zurückgehen genau der Bewegungsgeschwindigkeit des Tieres entspricht, daß also der Kopf durch eine gewisse Zeit in absoluter Ruhe stehen bleibt und dann wieder vorgeschnellt wird. Mit diesem Mechanismus, der die gleichmäßigen Körperbewegungen für den Kopf in Ruckbewegungen umformt, werden die Konstanz des Blickfeldes für längere Zeit und der sprunghafte Wechsel zum neuen Blickfeld gewährleistet.

Sucht man sich bei ruhig gehaltenem Kopf ein entfernt gelegenes, neues Blickziel, so gelingt das mit großer Treffsicherheit, immer schon in erster Intention, so daß nachfolgende Korrekturbewegungen der Augen kaum nötig sind. Das Lebewesen lernt es frühzeitig, für jede beabsichtigte Blickwendung genau den richtig dosierten muskulären Impuls zu setzen. Ohne kompensatorische Augenbewegung müßte nun bei zusätzlicher Kopfbewegung diese Augenwendung entweder übers Ziel schießen oder vor ihm stehen bleiben; der Reflex bewirkt es jedoch, daß die Augen sozusagen an der Kopfbewegung gar nicht teilnehmen und daß man daher auch während einer Kopfbewegung das Blickfeld mit der gleichen erworbenen Sicherheit abtasten kann, wie bei Ruhelage des Kopfes.

Der Bogengangsapparat bildet somit eine Einrichtung, die man etwa mit dem Kreiselkompaß eines Schiffes vergleichen könnte, dessen Rotationsachse auch vom Stampfen und Schlingern des Schiffes unabhängig bleibt: Ein Kreiselkompaß für das Blickfeld.

Wendet man bei extremem Blick nach rechts den Kopf langsam nach links, so schaltet man damit diesen Mechanismus aus, da die Augen durch den Reflex nicht noch weiter nach rechts gewendet werden können. Bei diesem einfachen Versuch „verschwimmt" sofort das Blickfeld und es stellt sich sehr instruktiv die Bedeutung des Bogengangssystems dar.

Mit dem Mechanismus der kompensatorischen Augenbewegung bestätigt sich die Annahme eines labyrinthären Einstellungsziels, wie es bei der Analyse der schnellen Komponente gefordert wurde. Jeder Reizzustand des Labyrinths bedeutet die Veranlassung einer in Bewegungstempo und Bewegungsausmaß genau festgelegten Augenwendung, eines „Einstellungszieles", das bei der kompensatorischen Augenbewegung der Blickrichtung vor Beginn der Kopfwendung entspricht. Diese Augeneinstellung auf ein bestimmtes, jeweils genau festgelegtes Ziel ist ja nach der ganzen Darlegung der eigentliche Sinn dieser Einrichtung.

Die bisher noch immer geltende vage Vermutung, der Bogengangsapparat diene der „Erkennung von Kopfdrehungen", ist mit dieser Analyse wohl als hinfällig zu betrachten. Auch ohne die hier gegebene Deutung ist eine solche Vorstellung als einfach absurd zu bezeichnen. Ausgerechnet der Teil des Körpers, der durch sämtliche Sinnesorgane eine allfällige Bewegung bereits voll erfaßt hat, die außerdem niemals passiv, sondern immer nur dem Willen folgend und daher an sich schon bewußt ist, soll einen eigenen Apparat zur Feststellung solcher Bewegungen ausgebildet haben! Dann müßten folgerichtig in jeder Fingerspitze, ja praktisch in allen Teilen des Körpers, solche Bogengangssysteme bestehen. Die Ausbildung eines komplizierten Apparates zur Erfassung anderweitig schon einwandfrei festgelegter Wahrnehmungen wäre ein völliger Nonsens.

Das Bogengangssystem hat eine Doppelaufgabe zu erfüllen, das Richtungshören und die kompensatorischen Ausgleichsbewegungen der Augen zu gewährleisten. Die hier gegebene Analyse vereinfacht nicht nur wesentlich die bisherigen Vorstellungen, sie klärt den bis heute ganz dunklen Zweck der labyrinthären Augenbewegungen und gibt eine Deutungsmöglichkeit für alle bisher ungeklärten Einzelheiten des labyrinthären Nystagmus.

Entwicklungsgeschichtlich könnte man sich das Zustandekommen einer Doppelfunktion des Bogengangssystems vielleicht folgendermaßen vorstellen: Wie früher erwähnt, müssen in der primitiven Otozyste niederer Tiere alle die physikalischen Kräfte zur Auswirkung kommen, die auch im menschlichen Innenohr auftreten: Gravitationszug, Strömung und Schall. Wenn bei niederen Tieren kompensatorische Raddrehungen der Augen nachgewiesen wurden, so können diese in Abwesenheit eines Bogengangsapparates natürlich nur von diesem primitiven Vorhofsorgan stammen. In ähnlicher Weise wird solchen primitiven Otolithensystemen auch eine Schallfunktion zugesprochen. Schallwahrnehmung ohne Richtungsbestimmung ist aber für das Lebewesen eigentlich zwecklos. So kam es bei den Fischen zur Ausbildung des Bogengangsapparates, der in erster Linie zur Schallrichtungsbestimmung gedacht war. Dann zeigte es sich aber, daß dieses neue System gleichzeitig viel besser und exakter Kopfbewegungen registrieren konnte und damit für die Augenlenkung verwendbar war, als die in ihrer Exkursionsfähigkeit beschränkten und durch Lagereize anderweitig „beschäftigten" Maculae. So ging dann langsam diese optische Regulationsfunktion auf das Bogengangssystem über.

Beim Menschen ist diese Differenzierung schon abgeschlossen und die kompensatorischen Augenbewegungen werden durch diese neuere und exaktere Apparatur geleitet. Es wäre aber durchaus verständlich, wenn der Otolithenapparat vor allem beim Tier noch in Form einer atavistischen Restfunktion Einflüsse auf diese Augenbewegungen ausüben könnte. Mit dieser entwicklungsgeschichtlichen Vorstellung, die zwar vorläufig noch spekulativ, aber doch ganz plausibel erscheint, ließen sich alle die Widersprüche vor allem in den Tierexperimenten erklären, die gewissenhafte und ernste Autoren immer wieder zu derart gegensätzlichen Resultaten geführt haben.

Wenn man rückschauend diese ganze Analyse überblickt, vom Richtungshören, dem endolymphatischen System und der Deutung der schnellen Komponente an, so fügen sich alle Argumente und Versuchsergebnisse wie die Steinchen eines Mosaiks widerspruchslos ineinander. Schon dieses Zusammenpassen allein muß eigentlich ein weiteres Argument für die Richtigkeit dieser Ansicht bilden, denn es ist kaum denkbar, daß ein zweites System gefunden werden könnte, in welches sich alle bekannten experimentellen Tatsachen, Argumente aus Anatomie und Entwicklungsgeschichte und Beobachtungen aus der Pathologie so zwanglos einordnen ließen. Und·daß ein solches universelles und sinnvolles System existieren muß, das können wir mit Sicherheit annehmen, denn die Natur ist ein überragender Baumeister und läßt keine Halbheiten oder Unsinnigkeiten zu.

Der Otolithenapparat und seine Mechanik

Den dritten Abschnitt des Innenohres neben Schnecke und Bogengangsapparat, den phylogenetisch ältesten Teil dieses kombinierten Sinnesorganes, bildet das Otolithensystem im Vorhofteil des Labyrinths. Der mehr oder weniger kugelig ausgebildete Vorhof bildet das Zentralstück des Innenohres. Auch hier überwiegt, wie in den anderen Innenohrbezirken, größenmäßig das perilymphatische System, das als Cisterna perilymphatica mit allen möglichen feinen Bindegewebszügen und -Flächen den größten Teil dieser Hohlkugel einnimmt (Abb. 7). Das endolymphatische System bildet zwei wesentlich kleinere Säckchen aus, Sacculus und Utriculus genannt, die durch feinste Röhrensysteme mit den übrigen endolymphatischen Abschnitten zusammenhängen. Der Sacculus liegt der Cisterne wie eine kleine Calotte auf. In den Utriculus münden die Bogengänge; das eigentliche Sinnesorgan dieses Säckchens aber, die Macula, liegt in einem flachen Recessus, einer Tasche, die sich zwischen die perilymphatischen Komplexe vorschiebt.

Die Macula des Sacculus, die der des Utriculus histologisch völlig gleicht, ist rechtwinkelig zu dieser gelegen und annähernd frontal. während die Macula des Utriculus etwa horizontal eingestellt ist. Die Maculae sind wie die Cristae in den Bogengangsampullen Endstellen des Nervus vestibularis; sie bilden flache Zellerhebungen mit den gleichen charakteristischen Grundelementen, wie sie auch bei Cristae und CORTIschem Organ zu finden sind: Zwischen Stützzellen eingebettete Sinneszellen, deren Sinneshaare in eine Gallertschichte hineinragen (Abb. 8). Hier kommt jedoch eine Besonderheit hinzu, die diesem Sinnesorgan einen ganz bestimmten Aufgabenkreis zuweist. In die oberste Schichte der Gallertmasse sind feine Kristalle eingelassen, die sogenannten Otolithen, die spezifisch schwerer sind als die umgebende Endolymphe und somit je nach der Lage dieser Macula im Raum die Gallertschichte und mit ihr die Sinneshaare in verschiedene Richtungen hin verziehen.

Dieses einfache physikalische Prinzip ist so sinnfällig, daß — man möchte sagen, fast automatisch — diesem Sinnesorgan die Erkennung der jeweiligen Lage des Kopfes, also eine Gleichgewichtsfunktion zugeschrieben wurde. Dafür spricht auch deutlich die auffallende Tatsache der rechtwinkeligen Lagerung beider Maculae eines Ohres zueinander.

Nun ist aber diese Leistung des Vorhofabschnittes, verglichen mit den Funktionen der beiden anderen Innenohrteile, merkwürdig geringfügig und gerade beim Menschen, der durch seinen aufrechten Gang am meisten auf ein solches Gleichgewichtsorgan angewiesen sein sollte, eigentlich recht unbedeutend. Die Aufrechterhaltung des Gleichgewichtes ist fast erst in letzter Linie vom eigentlichen Gleichgewichtsorgan abhängig und zum größten Teil durch andere Mechanismen gewährleistet. Auge, kinästhetischer Muskelsinn und Kleinhirn spielen für das Gleichgewicht eine viel bedeutendere Rolle. Das läßt sich sehr schön zeigen, wenn man einzelne dieser Faktoren ausschaltet. So verlieren die meisten Menschen bei geschlossenen Augen unter Wasser — bei nicht einmal vollständiger Ausschaltung des kinästhetischen Muskelsinnes — vollkommen die Orientierung über die Lotrechte; Tabiker mit Störung des Muskelsinnes zeigen einen viel unsichereren Gang als Labyrinthlose usw. Tatsächlich ist ja auch durch Auge und Muskelsinn die jeweilige Lage des Körpers im Raum eindeutig bestimmt und nur in vereinzelten Ausnahmefällen unter den Lebensbedingungen bestimmter Tiere eine zusätzliche Gleichgewichtsfunktion zweckmäßig, wie etwa beim Flug der Vögel im Nebel.

Die Wahrnehmung einer Progressivbeschleunigung, die als zweite wichtige Funktion dieses Gleichgewichtsorgans angesehen wird, ist bei genauer Untersuchung überhaupt vollkommen bedeutungslos. Passive Bewegungen, die nicht primär intendiert und daher auf alle Fälle schon durch andere Sinnesfunktionen in Richtung und Ausmaß eindeutig festgelegt sind, kommen in der Natur kaum vor. Beim Ausgleiten und Stürzen ist die Progressivbeschleunigung neben Drehung, Lageänderung, Blickfeldverschiebung, Muskelreizen usw. ganz unwesentlich. Bei Strömungen in Luft und Wasser wäre eine solche Beschleunigung zwar denkbar, für eine Gegenwirkung durch das Lebewesen aber weder Möglichkeit noch Notwendigkeit gegeben und eine eigene Sinnesfunktion für solche seltenen Ausnahmefälle daher sinnlos.

Dem Otolithensystem werden noch eine Reihe anderer, vegetativer Funktionen zugeschrieben, wie Einwirkungen auf den Blutdruck, die Blutzusammensetzung, selbst das Erlebnis des Rhythmus wird mit seiner Tätigkeit in Zusammenhang gebracht. Alle diese mehr oder weniger fraglichen Funktionen sind jedoch sicherlich nicht seine Hauptaufgabe, da sie auf keinen Fall mit der wesentlichsten technischen Einzelheit im Bauplan dieses Organs, der Einlagerung der spezifisch schwereren Otolithen, in Zusammenhang gebracht werden können.

Diese scheinbare Bedeutungslosigkeit des ältesten Innenohrabschnittes, der trotz seiner augenscheinlichen Nebensächlichkeit nicht rückgebildet, sondern eher vervollkommnet wurde, muß zur Suche nach anderen Funktionen anregen, die ihm vielleicht doch eine wichtigere Rolle in der Sinnesphysiologie zuerkennen lassen.

Trotz seiner einfachen, fast primitiv zu nennenden physikalischen Grundlagen bildet das Otolithensystem aber noch immer das dunkelste Kapitel der Ohrphysiologie. Seiner Erforschung stellen sich ganz besonders große Schwierigkeiten entgegen. Der ständige entwicklungsgeschichtliche Funktionswechsel läßt das Tierexperiment hier fast vollkommen versagen. (Funktionen wie etwa die angenommene barometrische Durchmessung durch dieses Organ bei Fischen sind immer nur für einzelne Tierklassen von Bedeutung und müssen bei geänderten Lebensbedingungen wieder verschwinden.) Dann läßt sich vor allem auch eine sichere experimentelle Trennung vom Bogengangsapparat kaum erreichen. Lageänderungsreize sind ja notwendigerweise immer mit einer Kopfdrehung verbunden und damit zwangsläufig gleichzeitig ein Reiz für den Bogengangsapparat und selbst Progressivbeschleunigungen sollen diesen in gewissem Maß erregen können.

Um Klarheit über diese komplizierten Reizverhältnisse zu erlangen, ist es notwendig, zuerst einmal die Kräfte genau zu analysieren, die überhaupt — vom rein physikalischen Gesichtspunkt aus gesehen — einen Reiz auf dieses Organ ausüben können.

In der Frage, wie der unmittelbare Reiz für die Sinneszellen ausgelöst wird, stehen sich zwei Ansichten gegenüber. Die alte, heute noch bevorzugte Gleittheorie der Otolithen (MACH-BREUER) besagt, daß eine Verschiebung der Deckgallerte durch den Schwerezug den adäquaten Reiz für die Sinneszellen darstellt. Eine andere Forschergruppe meint jedoch, es kämen nur einfache Druckschwankungen ohne Verschiebungen von Zellelementen als Reiz in Frage. Das Problem läßt sich mit verschiedenen Argumenten, die in einem späteren Kapitel gebracht werden sollen, im erstgenannten Sinne entscheiden.

Wenn man also vom Standpunkt ausgeht, daß zur adäquaten Reizung dieses Apparates eine mechanische, seitliche Verschiebung der Otoliten nötig ist, ähnlich wie man sich das auch bei den Cristae in den Bogengängen vorzustellen hat, so lassen sich fünf verschiedene physikalische Kräfte herausarbeiten, die alle imstande sind, derartige Otolithenverschiebungen zu veranlassen. Ihre genaue Analyse hinsichtlich Größe, Richtung, Dauer und Entstehungsbedingungen ergibt ein sehr buntes Bild.

Auch diese physikalische Ableitung ist, ähnlich wie die Vorbemerkungen bei der Untersuchung des Bogengangsapparates, etwas verwirrend und vielleicht auch weniger interessant. Trotzdem ist es leider nötig, sie etwas genauer zu bringen, weil sie die Grundlage einer ganz neuartigen Theorie bildet und zur Erklärung verschiedener bisher vollkommen unbegreiflicher Erscheinungen führen kann. Auch diesen folgenden Abschnitt soll daher eine kleine Zusammenfassung in etwas konzentrierterer Form bringen für alle, die diese neuen Vorstellungen nur kennen lernen und nicht selbst überprüfen wollen.

Die erste und vielleicht wichtigste auf die Otolithen einwirkende Kraft ist die Gravitation. Sie übt bei konstanter Größe einen Dauerzug aus und hebt durch diese Besonderheit das Otolithenorgan aus der Reihe der übrigen Sinnesorgane heraus, da sonst nur noch die Zellen der Netzhaut (und diese nicht ganz so vollkommen) auf Dauerreize eingestellt und praktisch unermüdbar sind. Obwohl sich der Ablenkungsgrad der Otolithen größenmäßig kaum bestimmen läßt, bildet die Gravitation doch den besten Vergleichsmaßstab für die Beurteilung der übrigen Kräfte, die auf die Otolithen einwirken. Bezeichnet man die maximale Ablenkung einer Otolithenmembran bei günstigster Lagerung mit 1, so schwankt die Wirkungssumme der Schwerkraft für jedes Ohr zwischen 1 und 2 (eine Membran horizontal, die andere lotrecht gestellt, wie etwa bei aufrechter Haltung, oder beide Maculae lotrecht, wie annähernd beim Liegen auf der Seite). Diese Feststellung hat für die später zu besprechende Liftreaktion eine gewisse Bedeutung. Die Richtung des Gravitationszuges geht zum Erdmittelpunkt und damit senkrecht zu praktisch allen anderen hier zur Wirkung kommenden Kräften. Jeder Lagerung des Kopfes im Raum entspricht ein ganz bestimmter und immer gleicher Ablenkungsgrad aller vier Maculae, ein unbewußtes zentrales Reizbild.

Durch die Beschleunigungen oder Verzögerungen bei geradlinigen Bewegungen des Kopfes bzw. des ganzen Körpers kommt es zur Auswirkung des Trägheitsmomentes. Diese Kraft, die man vielleicht kurz „Linearremanenz" nennen könnte, ist nur von sehr kurzer Dauer, da

die gewünschte bzw. mögliche Schnelligkeit einer Bewegung meist
schon in Bruchteilen einer Sekunde erreicht ist. Ihre Intensität dürfte
nur selten über das Maß der Gravitation hinausgehen, weil physiologische Bewegungen nicht oft die Beschleunigung des freien Falles
überschreiten dürften. Die Richtung dieser Kraft ist meist horizontal
(Lauf, Sprung, Anfahren eines Fahrzeuges) und damit rechtwinkelig
zur Gravitation. Durch diese Zusatzwirkung wird das gewohnte Lage-
bild der Otolithen verändert und damit eine Unterscheidung von
einfachen Lageänderungen ermöglicht.

Die gleiche Kraft tritt als „Drehremanenz" bei Kopfwendungen auf.
Ihre Intensität dürfte bei den meist raschen, ruckartigen physiologischen Kopfbewegungen die Linearremanenz übertreffen, ihre Einwirkungsdauer aber womöglich noch kürzer sein als diese. Eine wichtige
Besonderheit verlangt ihre grundsätzliche Trennung von der Linearremanenz, nämlich die Tatsache, daß hier das erstemal eine verschiedene Einwirkungsrichtung auf die Otolithen beider Seiten festzustellen
ist. (Bei Rechtsruck des Kopfes wird z. B. die rechte Utriculusmacula
nach vorne, die linke nach rückwärts abgelenkt, da die Labyrinthe
beider Seiten dem Drehmittelpunkt des Schädels nahezu diametral
gegenüberliegen.) Die Richtung dieser Kraft ist immer tangential und
damit rechtwinkelig sowohl zur Gravitation, als auch zu der gleich zu
besprechenden Zentrifugalkraft.

Die Zentrifugalkraft alterniert gewissermaßen mit der Drehremanenz, da ihre Wirkung erst bei einer gewissen Drehgeschwindigkeit voll entfaltet ist, dann also, wenn die Drehremanenz bereits ab-
geklungen ist. Ihre Größe wird meist überschätzt und die Zentrifugalkraft für gewöhnlich als die einzig maßgebende Kraft bei einer Dre-
hung angesehen. Aus der einfachen Formel $\dfrac{4\,\mathrm{m}\,\mathrm{r}\,\pi^2}{t^2}$ läßt sich jedoch
leicht errechnen, daß bei der üblichen Drehstuhlprüfung (10 Um-
drehungen in 20 Sekunden bei etwa 10 cm Distanz der Labyrinthe
vom Drehmittelpunkt) die Zentrifugalkraft nur ein Zehntel der Gravitationswirkung ausmacht. Bei den viel schnelleren physiologischen
Kopfdrehungen ist wieder der Drehradius wesentlich kleiner und die
Zentrifugalkraft bleibt immer noch nur ein Bruchteil der Gravitation.
Erst bei einem Karussell (z. B. 6,25 m Radius, 5 Sekunden Umlaufzeit)
wird sie gleich groß wie die Schwerkraft. Die Richtung der Zentrifugalkraft ist radiär, also rechtwinkelig zu Gravitation und Drehremanenz und führt ebenfalls zu einer divergierenden Ablenkung der
Otolithen beider Seiten. Allerdings ist die Divergenz vom Radius abhängig und daher nur dort groß, wo der Radius und damit die Kraft
selbst sehr klein ist.

Die letzten der fünf mechanischen, auf die Otolithen einwirkenden Kräfte sind die Endolymphströmungen, die sich durch Trägheitswirkung in den Vorhofsäckchen genau so bilden müssen, wie in den Bogengängen. Diesem Moment ist bisher keine genügende Beachtung geschenkt worden, doch liegt gerade hier der Schlüssel zur Lösung des Otolithenproblems. Daß diese Strömungen normalerweise die Otolithen nicht ablenken können, ist — wie bereits dargelegt — einerseits dem endolymphatischen System zu verdanken, das den Querschnitt des gedrehten Systems stark verkleinert, und anderseits der flachen Ausbildung dieser Sinnesendstellen, die dadurch der Strömung einen geringeren Widerstand bieten. Bei experimentellen, unphysiologischen Dauerdrehungen ist es aber leicht verständlich, daß es trotz dieser Schutzeinrichtungen zu Ablenkungen der Otolithen kommen kann, bzw. daß eine durch die Drehremanenz am Beginn der Bewegung erfolgte Ablenkung durch diese Strömungen aufrechterhalten wird. Die Richtung der Ablenkung ist hier vom Strömungsmittelpunkt abhängig und somit nicht ganz identisch der Drehremanenz, aber doch dieser tangential wirkenden Kraft weitaus am ähnlichsten: Ein Moment, das für die späteren Deduktionen von großer Wichtigkeit ist. Die Wirkungsdauer ist wie bei der Zentrifugalkraft eine lange anhaltende, die Größe wahrscheinlich ziemlich beträchtlich.

Zusammenfassend ergibt sich somit ein sehr buntes Bild der Kräfte. die am Otolithensystem angreifen. Folgende Momente sollen als wesentlich für die späteren Ableitungen dabei noch einmal herausgegriffen werden:

Die Schwerkraft bildet einen ständigen Dauerreiz. Ihre Einwirkungssumme auf beide Otolithen einer Seite schwankt je nach der Kopflage zwischen zwei festen Werten und schafft so ein dauerndes, jeweils genau festgelegtes zentrales Reizbild.

Die Linearremanenz (Trägheitswirkung bei geradliniger Beschleunigung) kann dieses Bild etwas verändern und dadurch die Unterscheidung von einfachen Lagereizen ermöglichen. Sie hat jedoch keine wesentliche Bedeutung.

Die Drehremanenz (Trägheitswirkung bei Kopfdrehungen) führt zu einer tangentialen Ablenkung. Ihre Einwirkungsdauer ist immer nur sehr kurz. Ihre wichtigste Besonderheit ist die divergierende Ablenkung der Otolithen beider Seiten.

Die Zentrifugalkraft wird meist in ihrer Bedeutung überschätzt. Unter physiologischen Bedingungen und auch beim Drehstuhlexperiment ist sie größenmäßig nur ein Bruchteil der Gravitationswirkung.

Die Endolymphströmungen stellen sich als experimentell wichtigster Faktor dar. Sie führen bei Dauerdrehungen zu Dauerablenkungen der Otolithen, die ähnlich wie bei der Drehremanenz annähernd tangential und divergierend für beide Seiten sind.

Alle diese fünf Kräfte unterscheiden sich voneinander in wesentlichen Qualitäten, in Ursprung, Dauer, Intensität und Richtung. Diese Verschiedenheit macht es nun möglich, ihre Bedeutung bei der Entstehung der als Otolithenreaktionen bekannten Erscheinungen genauer herauszuarbeiten.

Dem Otolithensystem wird, wie schon erwähnt, ein ganzes Register von Funktionen meist vegetativer Art zugeschrieben, die zum Teil wohl noch sehr hypothetisch sind und vor allem schon deshalb nicht als Hauptaufgaben angesehen werden können, weil sie mit der wichtigsten technischen Einzelheit, den spezifisch schwereren Otolithen selbst, nicht zusammenhängen können. Die beiden „klassischen" Funktionen, die diese Bedingungen erfüllen, sind die Erkennung von Lage und Progressivbeschleunigungen. In ihren erkennbaren Auswirkungen sind diese beiden physiologischen Funktionen jedoch recht unbedeutend. Die Reaktionen verlaufen unbewußt und überdeckt von parallelgehenden Wahrnehmungen durch Auge, Muskulatur usw. Außerdem bringt jede Lageänderung notwendigerweise auch einen Reiz für den Bogengangsapparat mit sich, so daß eine experimentelle Trennung von diesem kaum möglich ist.

Um die eigentliche Otolithenwirkung herauszuarbeiten, gibt es nur einen sicheren Weg: Man muß die physiologischen Reize so weit verstärken, daß deutliche Reaktionen auftreten, und diese dann durch Vergleich der ursächlichen physikalischen Reize rein gedanklich — rechnerisch wieder auf physiologische Verhältnisse reduzieren.

Nun sind Lagereize ihrer Natur nach vor der Verwirklichung der Weltraumschiffahrt überhaupt nicht verstärkbar. Auch Progressivbeschleunigungen (Anfahren oder Anhalten eines Fahrzeuges usw.) lassen sich über ein gewisses Maß hinaus nicht erhöhen, da auch bei verhältnismäßig geringer Beschleunigung in kürzester Zeit schon enorme Geschwindigkeiten erreicht werden, die sich dann aus technischen Gründen nicht mehr steigern lassen. Sonderbarerweise tritt jedoch bei Beschleunigung nach einer einzigen Richtung, nämlich nach unten beim freien Fall, eine Reaktion auf, die als „Liftreaktion" noch genauer untersucht werden soll.

Durch Anwendung der Zentrifugalkraft lassen sich ohne Gefährdung des Organs (Abzentrifugieren der Otolithen) keine besonderen Erscheinungen hervorrufen, was nach der vorangegangenen Analyse der Kräfte nicht verwundern kann. Die Drehremanenz läßt sich ebenfalls nicht erhöhen, da die normalen, physiologischen Kopfwendungen in der Natur an sich sehr schnell und ruckartig sind. Der Reiz, der durch Drehbewegungen auf das Otolithenorgan ausgeübt wird, läßt sich nur in der Form vervielfachen, daß man seine Einwirkungsdauer über das physiologische Maß hinaus erhöht. Freier Fall und Dauerdrehung sind die beiden experimentellen Möglichkeiten, extreme Otolithenreize zu setzen, und unter diesen Bedingungen erhält man einige sonderbare Reaktionen, die nunmehr analysiert werden sollen.

Die sogenannte Liftreaktion bildet eine Kombination von Beschleunigungsempfindungen nach unten, gewissen Körperreflexen und einer eigenartigen, unangenehmen Sensation, die nicht näher zu beschreiben ist und der Nausea nach Drehbewegungen ähnelt, aber nicht völlig gleicht. Die Körperreflexe, die beim Tier noch durchaus sinnvollen Sprungstellungen entsprechen (MAGNUS u. a.), sind beim Menschen nur noch angedeutet und ohne Bedeutung. Daß alle diese Erscheinungen nur bei Beschleunigung nach unten, nicht aber bei gleich schnellen Liftbewegungen nach oben oder Geschwindigkeitsänderungen zur Seite vorkommen, muß einen physikalisch faßbaren Grund haben. Dieser läßt sich aus der eingangs gegebenen Analyse der Kräfte finden. Die Ablenkungssumme beider Maculae durch die Gravitation schwankt zwischen zwei festen Werten, die unter besonderen Bedingungen durch zusätzliche Wirkung anderer Kräfte (Zentrifugalkraft usw.) geringgradig erhöht, niemals aber unterschritten werden können. Beim freien Fall aber muß es durch Aufhebung der Gravitationswirkung zu einem plötzlichen vollkommenen Reizausfall kommen. Ein Sinnesorgan, das Tag und Nacht, das ganze Leben hindurch ständig in einem gewissen Reizzustand gehalten ist, verliert für einen Moment plötzlich diese Reizwirkung. Man kann wohl berechtigterweise schließen, daß dieses ganz ungewohnte Reizbild der Maculae den Anlaß für die der Liftreaktion eigentümliche Übelkeit abgibt.

Eine praktische Bedeutung kommt dieser Liftreaktion bei verschiedenen Verkehrsmitteln zu. Bei besonders schnell fahrenden Personenaufzügen kann man sie beobachten, doch ist sie weit wichtiger in der Luftfahrt (durch Fallbewegungen bei Abwinden u. a.). Auch die Seekrankheit kann man als periodische Liftreaktion auffassen. Dafür spricht schon sehr stark die Beobachtung, daß der jeweils unangenehmste Moment dann gegeben ist, wenn das Schiff in seinen Schaukelbewegungen den höchsten Punkt erreicht hat und die Fallbewegung beginnt, also genau im Augenblick des geringsten Gravitationszuges an den Otolithen. Vielleicht wird in nicht allzu ferner Zukunft dieses Phänomen eine Bedeutung in der Weltraumschiffahrt erlangen. Menschen in einer Raumrakete müssen ja ständig die Sensation des freien Falles empfinden und die Konstrukteure werden dieses Problem mit seinen praktischen Folgen auch zu berücksichtigen haben.

Die zweite Möglichkeit für einen übermäßigen Otolithenreiz ist die Dauerdrehung und hier erhält man eine besonders seltsame und

auffällige Reaktion, die aus einer Reihe von Gründen nur auf das
Otolithenorgan zurückgeführt werden kann, nämlich eine sehr lebhafte
und richtungsbestimmte Scheindrehung der Umgebung.

Bei der Analyse des Nystagmus wurde bereits festgestellt, daß
diese Scheindrehung der Umgebung mit dem Nystagmus selbst nicht
ursächlich zusammenhängen kann, weil sie unter verschiedenen Versuchsbedingungen ganz entgegengesetzt zu dem physikalischen Reiz
für die Cristae und auch zum Nystagmus selbst entsteht und abläuft.
Die Scheindrehungen haben aber unbedingt im Labyrinth ihren Ursprung, da ihr Auftreten beispielsweise nach Kalorisation oder nach
Drehung mit geschlossenen Augen gar keine andere Erklärung zuläßt.
Diese Feststellung hat nun eine ganz besondere und grundlegende
Bedeutung für die Physiologie des Otolithenorgans und daher muß
näher auf den Entstehungsmechanismus der Scheindrehungen eingegangen werden. Welches sind die näheren Vorgänge an den Otolithen,
die zu den Scheindrehungen führen, und welches sind die auslösenden
Kräfte?

Die erste Frage, ob eine einfache quantitative Mehrbelastung der
Otolithen zu solchen seltsamen optischen Erscheinungen führen kann,
läßt sich mit einer alten, in Vergessenheit geratenen Beobachtung
STEINS klar entscheiden. Nach einseitigem Labyrinthverlust gibt es
am Drehstuhl keine Scheindrehungen, Schwindel oder Nausea mehr,
selbst wenn man Drehgeschwindigkeit und Dauer des Experiments
vervielfacht. Damit ist klar erwiesen, daß eine einfache Mehrbelastung
nicht als Ursache in Frage kommt, sondern nur eine qualitativ verschiedene Belastung der Maculae beider Seiten, eine Ablenkung in
verschiedene Richtung.

Nach der eingangs durchgeführten Analyse der Kräfte kommen
für einen Dauerreiz bei Drehung nur die Zentrifugalkraft und die
Endolymphströmungen in Frage. Die Zentrifugalkraft wurde als unbedeutend erkannt; gegen einen Einfluß bei der Entstehung der Scheindrehungen sprechen dazu zwei klare Beweise: Erstens die Tatsache,
daß bei Drehung einmal mit dem Blick zur Achse, das anderemal von
der Achse weg, immer die gleichen Scheindrehungen in die Gegenrichtung der Drehung entstehen, obwohl die Ablenkung der Otolithen
durch die Zentrifugalkraft jedesmal genau entgegengesetzt ist; und
zweitens das Auftreten von Scheindrehungen nach Kalorisierung, wo
Zentrifugalkräfte überhaupt nicht vorhanden sind. Es läßt sich somit
feststellen, daß diese optischen Erscheinungen auf Strömungseinflüsse
in den Vorhofsäckchen zurückzuführen sind, die alle notwendigen
physikalischen Bedingungen hinsichtlich Dauer, Intensität und diver-
gierender Richtung erfüllen.

Das Übelkeitsgefühl, das zusammen mit den Scheindrehungen ähnlich wie bei der Liftreaktion auftritt, läßt sich bei Beobachtung pathologischer Fälle und durch das Experiment ebenfalls deutlich vom Nystagmus abgrenzen und in klare Parallele zu den Scheindrehungen bringen. Es fehlt bei einseitig Labyrinthlosen am Drehstuhl, meist auch beim Fistelsymptom trotz lebhaftem Nystagmus, ebenso bei zentral bedingtem Nystagmus usw.; man wird es daher mit Recht ebenfalls — wie bei der Liftreaktion und Seekrankheit — von den Otolithen ableiten können. Der Zweck dieser Reaktion ist unklar. GÜTTICH faßt sie als Warnmechanismus auf, vergleichbar etwa einem Feuermelder. Da sie zum mindesten beim Menschen aber nur unter Bedingungen auftritt, die unter natürlichen Verhältnissen niemals vorkommen, wird man ihr kaum einen solchen sinnvollen Zweck zusprechen können. Vielleicht ist es nur ein Überspringen eines zu starken Reizes auf ein benachbartes Zentrum.

Kinder, die sonst in ihren Sinneswahrnehmungen viel sensibler sind als Erwachsene, neigen zur Nausea nach Drehbewegungen merkwürdig wenig und empfinden für Erwachsene geradezu quälende Dauerdrehungen als ausgesprochene Belustigungen. Vielleicht kann man das als Übungsprinzip auffassen. So wie die Kinder viele ganz unnötige Muskelbewegungen machen, die sicherlich als Übungsbewegungen zu erklären sind, könnte die Natur auch dem Gehirn verschiedene Otolithen-Reizbilder einzuprägen suchen. Jede Beschleunigung, Drehung und einfache Lagerung hat ja ihr bestimmtes, zugehöriges Otolithen-Reizbild, das bei der Einfachheit des Empfangsorgans eine sehr feine, präzise und daher gut geschulte Analyse verlangt. Die Verzerrung dieser eingeprägten zentralen Reizbilder führt dann umso eher zu den beschriebenen Erscheinungen der Liftreaktion, Scheindrehungen und Nausea, je klarer diese normalen Reizbilder bereits differenziert sind.

Funktion und Bedeutung des Otolithensystems

Das vorangegangene Kapitel brachte zwei wichtige Schlüsse: Bei übermäßiger Reizung des Otolithenorgans entstehen Erscheinungen optischer Art, nämlich lebhafte Scheindrehungen der Umgebung; den ursächlichen Reiz dazu bilden Dauerströmungen der Endolymphe, die sich in den Säckchen genau so wie in den Bogengängen ausbilden müssen und hier infolge des weiteren Lumens länger anhalten.

Die Feststellung, daß unter pathologischen Reizverhältnissen optische Erscheinungen durch die Otolithen ausgelöst werden, ist von grundlegender Bedeutung. Damit ist der Nachweis einer funktionellen Verbindung mit dem Gesichtssinn erbracht und es ergibt sich der zwingende Schluß, daß ein solcher Zusammenhang dann auch unter normalen Reizverhältnissen gegeben sein muß; mit anderen Worten: Dem Otolithensystem muß eine optische Funktion zugesprochen werden, deren genauerer Charakter und Sinn herauszuarbeiten nunmehr versucht werden soll.

Dazu ist es notwendig, einige Besonderheiten aus der Physiologie des Gesichtssinnes kurz zu erörtern. Der Vorgang des Sehens wird meistens mit einer photographischen Aufnahme verglichen, wobei der Netzhaut die Rolle der photographischen Platte zukommt. Nun stellt man sich für gewöhnlich vor, die auf dieser „Platte" festgehaltenen Eindrücke würden in Form irgendwelcher Nervenerregungen von den Netzhautzellen zu den Gehirnzellen fortgeleitet und dort ein getreues Abbild des Erregungszustandes der Netzhaut widerspiegeln. Diese Vorstellung ist aber nicht ganz richtig und mit einigen Versuchen und Argumenten läßt sich zeigen, daß das Netzhautbild bis zu seinem Bewußtwerden noch einer Reihe von Umdeutungen und Umarbeitungen unterliegt.

Wenn man sich beim Blick geradeaus eine genau in der Mitte des Blickfeldes gelegene Leuchtlinie einprägt und dann die Augen schließt, so bewegt sich das Nachbild unter geschlossenen Lidern mit den Augenbewegungen mit, überraschenderweise aber nicht im gleichen Ausmaß wie die Augenbewegung selbst. Man hat bei raschem Blickwechsel zwischen rechts und links (unter geschlossenen Lidern) den deutlichen Eindruck, an der Leuchtlinie seitlich „vorbeizusehen" und wenn man die Augen in seitlicher Stellung öffnet, so scheint die Leuchtlinie tatsächlich ruckartig weiter nach lateral zu springen, wieder in die Mitte des jetzt neuen Blickfeldes. Läßt man die Augen geschlossen in seitlicher Stellung, so folgt die Leuchtlinie nur langsam der neuen Augenstellung nach.

Wäre die Leuchtlinie nun eine reine Markierung der Netzhautmitte, so müßte sie die Augenbewegungen auch unter geschlossenen Lidern vollkommen parallel mitmachen. Wäre sie hingegen ein reines Nachbild der Hirnrinde, so müßte sie als Dauermarkierung der Bildmitte nach Schluß der Augen unbeweglich feststehen. Tatsächlich aber folgt sie keiner der beiden Möglichkeiten, sondern einem Mittelweg. Dies ist nur so zu erklären, daß das Netzhautbild bis zu seinem Bewußtwerden noch Umgestaltungen und Umdeutungen erfährt. Auch unter pathologischen Verhältnissen können solche Veränderungen des zentralen, subjektiven Blickfeldes auftreten. Bei Alkoholvergiftung entstehen beispielsweise nicht nur Doppelbilder, die durch Einflüsse auf die Augenmuskeln erklärt werden können, sondern Verzerrungen des Blickfeldes, Wellenbildungen usw., wie sie WILHELM BUSCH in klassischer Weise geschildert und zeichnerisch dargestellt hat. Solche Umformungen aber sind mechanisch nicht erklärbar. Auch die labyrinthär ausgelösten Scheindrehungen sind bei genauer Beobachtung keine gleichmäßigen Blickfeldverschiebungen. Die Drehung erscheint auf der Seite der Drehrichtung viel lebhafter als auf der anderen, das Blickfeld wird also nicht einfach subjektiv verschoben, sondern in verschiedenen Abschnitten verschiedenartig umgearbeitet.

Alle diese Vorgänge sind sicherlich von großem sinnesphysiologischem Interesse, doch gehören sie eigentlich ins Grenzgebiet zwischen Ophthalmologie, Physiologie und Neurologie. An dieser Stelle soll nur festgestellt werden, daß Netzhautbild und zentrales, subjektives Blickfeld durchaus nicht identische bzw. parallelgehende Begriffe sind. Das Otolithenorgan muß nun bei dieser Umgestaltung des Blickfeldes maßgebend beteiligt sein, wie es aus der Tatsache der postrotatorischen Scheindrehungen hervorgeht.

Die nähere Fragestellung muß jetzt lauten: In welcher Weise wirkt das Otolithensystem auf das zentrale Blickfeld ein und gibt es eine physiologische Grundlage dieses seltsamen Vorganges? Es wäre ja ganz absurd, wenn man annehmen wollte, die Natur hätte einen komplizierten Reflexvorgang geschaffen, ein genauestens ausgearbeitetes Zusammenspiel zweier Sinnesorgane, das nur unter pathologischen Verhältnissen wirksam werden könnte und dessen Zweck dann die Störung des einen Sinnesorgans durch das andere wäre. Man wird mit Recht erwarten können, daß diese nachgewiesenen funktionellen Verbindungen auch unter physiologischen Umständen eine bestimmte und sinnvolle Bedeutung haben, ganz ähnlich wie auch der pathologische Nystagmus eine physiologische Grundlage in der kompensatorischen Augenbewegung besitzt.

Bei der Klärung dieses Problems kann ein interessantes Versuchsergebnis entscheidend mitwirken. Von AUBERT stammt ein Experiment, das beweist, daß sich das Drehgefühl bei entsprechenden optischen Bedingungen ohne weiteres umkehren läßt. Bei Rechtsdrehung am Drehstuhl mit vorgehaltenem Spiegel tritt die Sensation einer Eigendrehung nach links auf und umgekehrt. Führt man aber nun diesen Versuch als Dauerdrehung fort, so tritt zwar wie gewöhnlich Übelkeit auf, die sonst mit großer Heftigkeit einsetzende Scheindrehung der Umgebung aber bleibt aus. Man empfindet die allerdings umgekehrt erscheinende Drehung immer ihrem tatsächlichen Ausmaß und ihrer Geschwindigkeit entsprechend. Beginnt man den Drehversuch ohne Spiegel bis zur Entstehung einer lebhaften Scheindrehung, so kehrt sich diese auch nach dem Anhalten in gleicher Heftigkeit weitergehende Scheindrehung bei Blick in einen Spiegel nicht etwa um, sondern sie hört schlagartig auf!

Aus diesem Versuch lassen sich nun wichtige Schlüsse ableiten. Wäre die Scheindrehung ein einfacher optischer Vorgang, etwa durch die Verschiebung des Netzhautbildes infolge Nystagmus verursacht, so müßte sie wie alle rein optisch-physikalischen Vorgänge dieser Art durch die Spiegelwirkung seitenverkehrt werden, wie es etwa auch der einfache AUBERTsche Versuch demonstriert. Das Ausbleiben einer solchen Umkehrung beweist eindeutig, daß die Scheindrehungen nicht Folge mechanisch-optischer Vorgänge sind, sondern das Produkt des übermäßigen Reizes für das Otolithenorgan.

Nur die Mitbeteiligung eines solchen Sinnesorgans, bei welchem die Einwirkungsrichtung des Reizes eine entscheidende Rolle spielt, kann dieses Phänomen erklären, niemals etwa eine Reizsummation in irgend einem Gehirnzentrum oder eine ähnliche vage Annahme.

Daß dieser übermäßige Otolithenreiz richtungsbestimmt sein muß, ermöglicht einen weiteren Schluß. Nur wenn die Verschiebung des Netzhautbildes (durch Nystagmus oder durch tatsächliche Drehung) gleichsinnig mit der Otolithenablenkung erfolgt, kann dieses optische Phänomen auftreten. Eine richtungsbestimmte Dauerverschiebung der Otolithen kann aber nach der eingangs gegebenen Analyse der Kräfte nur durch Endolymphströmungen erfolgen, da die Wirkung der einzigen noch in Betracht kommenden Dauerkraft, der Zentrifugalkraft, bei Rechts- und Linksdrehung vollkommen gleich ist. Auch nach dieser Überlegung sind daher die Endolymphströmungen als Reizgrundlage bei der Entstehung der Scheindrehungen anzusehen.

Zwei Voraussetzungen müssen somit für das Zustandekommen von Scheindrehungen gegeben sein: Eine gleichmäßige Verschiebung des rein optisch-physikalisch entstandenen Netzhautbildes durch Nystagmus oder Kopfdrehung und ein übermäßiger, mit dieser Richtung kongruenter Otolithenreiz. Die optische Wirkung des Otolithenapparates ist also dergestalt, daß unter solchen Umständen eine tatsächlich vorhandene relative Verschiebung zwischen Augen und Blickfeld ins Übermäßige verzerrt wird.

Und nun ergibt sich der entscheidende Schluß auf die physiologische Bedeutung dieses Sinnesorgans. Wir kennen jetzt den genauen Reizvorgang am Otolithenapparat bei Dauerdrehung: Annähernd tangentiale Dauerablenkung durch Endolymphströmungen. Wir kennen den unbewußt verlaufenden Reizvorgang bei normalen Kopfdrehungen: Tangentiale, kurzdauernde Ablenkung durch die sogenannte Drehremanenz. Die Dauerdrehung führt zu einer lebhaften Scheindrehung der Umgebung entgegen dem Drehungssinn. Daraus läßt sich nun die letzte Unbekannte, die physiologische Wirkung des Otolithensystems, nach Art einer mathematischen Proportion geradezu

berechnen! X : Scheindrehung = Normaler Drehremanenzreiz : Dauer-
strömungsreiz.

Dem übermäßigen und unphysiologisch lange dauernden Strömungsreiz bei Dauerdrehung entspricht eine übermäßige und lange dauernde
Scheinverschiebung der gesehenen Dinge in die Gegenrichtung der
Drehung. Dem kurzdauernden und physiologischen Drehremanenzreiz
bei einfachen Kopfwendungen muß daher eine ebenso kurzdauernde
und ohne Verzerrung einhergehende Verschiebung der Gegenstände
entgegen der Richtung der Kopfdrehung entsprechen. Das aber heißt
nichts anderes, als daß durch die Otolithenwirkung die gesehenen
Gegenstände an ihrem Platz im Raum in relativer Ruhe bleiben und
sich die Eigendrehung als solche bewußt oder unbewußt durch diese
optische Fixierung der Außenwelt manifestiert, gewissermaßen sekundär aus ihr abgeleitet wird.

Wenn wir beispielsweise eine Rechtsdrehung durchführen, so ist
es ja von vornherein durchaus nicht so ganz selbstverständlich, daß
sich diese als Eigendrehung zu erkennen gibt, denn genau so gut
könnte dabei die Umgebung sich nach links herum drehen und wenn
wir auch „aus Erfahrung" wissen, daß die Umgebung ruht und wir
selbst uns drehen, so genügen solche Erfahrungstatsachen normalerweise nicht für die Erfassung der Umwelt. Verstandesmäßige Deduktionen sind fürs erste in den Bauplan der Natur für die sinnesmäßige
Erfassung der Umwelt nicht eingearbeitet.

Das zeigen am besten bestimmte Phänomene der Lageempfindung,
für welche die optische Fixierung der Außenwelt im Vorstellungsraum
natürlich ebenso gilt wie für die Drehbewegungen. Das Aufrechtstehen
der Umgebung ist durchaus keine Selbstverständlichkeit, wie man für
gewöhnlich meint. Wenn wir in der Eisenbahn eine überhöhte Kurve
durchfahren, so erscheinen bekanntlich die Einrichtungsgegenstände
des Zuges trotz seiner schiefen Lage geradezustehen, während die
Dinge der Außenwelt, Telegraphenstangen und dergleichen uns nach
außen geneigt vorkommen. Das beste Wissen und die sicherste Erfahrung helfen da nicht, den sinnesphysiologisch durch die Zentrifugal-
kraftwirkung auf die Otolithen fixierten Eindruck zu korrigieren,
ähnlich wie man sich auch etwa an Doppelbilder, Lichtbrechung im
Wasser und ähnliche Sinnestäuschungen gewöhnen, sie aber nicht
verstandesmäßig vollkommen ausschalten kann. Auch bei der Alkohol-
intoxikation kann selbst bei voll erhaltener Kritikfähigkeit das
Schwanken des Blickfeldes nicht verstandesmäßig richtiggestellt
werden.

Die Stabilität räumlicher optischer Eindrücke bei bewegtem Auge
wird nach TSCHERMAK bis heute praktisch genommen durch eine einzige Theorie zu deuten versucht, nämlich nach der Hypothese HERINGS

durch das „Wandern der Aufmerksamkeit". Die Rückführung einer so fundamentalen sinnesphysiologischen Einzelheit auf rein psychische Faktoren ist aber äußerst gewagt und leicht zu widerlegen. Für die Konstanz des Außenraumes spielt es nicht die geringste Rolle, ob man sich mit gespannter Aufmerksamkeit oder vollkommen abgelenkt, wie etwa beim Lesen, einen neuen Blickpunkt sucht. Auch der labyrinthäre Nystagmus ist durchaus nicht immer mit Scheindrehungen verbunden und hier erfolgt die Verschiebung des Netzhautbildes nicht durch das Bewußtsein, sondern geradezu entgegen der Aufmerksamkeit. Die Theorie HERINGS kann somit niemals richtig sein und auch dieser Mangel einer anderen plausiblen Erklärungsmöglichkeit unterstreicht die Bedeutung der hier dargelegten neuen Theorie von der optischen Funktion des Otolithenapparates.

Die Otolithen beziehen wie jedes andere Sinnesorgan ihre Tätigkeit primär auf die Umgebung und in der Regel wird erst sekundär aus der Aufrechtstellung und Unbeweglichkeit des Blickfeldes die Erkennung der eigenen Lage und Bewegung abgeleitet. Der optische Weg der Erfassung eigener Körperbewegungen ist der physiologische und natürliche Vorgang. Das Vorhofssinnesorgan bildet ein optisches Korrektionssystem, eine Art Kompaßeinrichtung für das zentrale, subjektive Blickfeld, ähnlich wie das Bogengangssystem korrigierend auf die Verschiebung des äußeren Blickfeldes, des Netzhautbildes einwirkt. Die bisher allein anerkannte Gleichgewichtsfunktion dieses Organs erweist sich als unbedeutende Nebenwirkung, als Komponente auf dem Weg zu dieser Leistung, als Restfunktion nach unphysiologischer Ausschaltung des Gesichtssinnes.

Daß in der Literatur nach doppelseitigem Ausfall der Otolithenorgane nur selten schwerere Störungen beschrieben worden sind, ist wohl auf die Seltenheit dieser Fälle zurückzuführen, auf die weitgehenden Korrektionsmöglichkeiten des beim Menschen mächtig entwickelten Zentralnervensystems und auch auf die geringere Beachtung, die bei Vorliegen massiver objektiver Ausfallszeichen für gewöhnlich der genaueren Analyse der subjektiven Beschwerden geschenkt wird. Interessant ist jedoch in diesem Rahmen ein Bericht DANDYS (zitiert nach GÜTTICH) über eine Reihe von vestibularisgeschädigten Patienten, bei denen sich das Raumbild subjektiv ständig drehte. Die Patienten gewöhnten sich allerdings bald an diesen Zustand.

Mit der Klärung der Mechanik und der funktionellen Bedeutung des Otolithenapparates ist ein großer Teil dieses dunkelsten aller ohrphysiologischen Probleme gelöst und einem bisher stark vernachlässigten und vielfach als bloßes unnötiges „Reflexorgan" angesehenen Sinnesapparat sozusagen zu seinem Recht, seinem gebührenden Platz in der Physiologie verholfen worden. Die Frage der Beziehungen des zentralen, subjektiven Blickfeldes zum mechanisch-optisch festgelegten Netzhautbild, das Problem der Leuchtlinien usw. könnte zwar von hier aus noch zu weiteren Ergebnissen führen, die aber schon mehr auf neurologischem, ophthalmologischem und psychologischem, ja sogar auf philosophischem Gebiet liegen würden (wie Raumbegriffsprobleme usw.) und daher in diesem Rahmen nicht weiter verfolgt werden können.

Die Reizauslösung an den Sinnesendstellen

Das Zentralnervensystem mit seinem unglaublich komplizierten Aufbau bildet heute sicherlich noch das schwierigste Kapitel der menschlichen Physiologie. Nicht nur, daß wir über die verwickelten Umschaltungen und Verarbeitungen der zugeleiteten Reize kaum etwas aussagen können, wir wissen noch nicht einmal etwas Sicheres über den genaueren Vorgang der Reizleitung selbst. Wenn man nicht vollkommen unbekannte physikalische Kräfte supponieren will, läßt die Schnelligkeit der Nervenleitung am ehesten vermuten, daß es sich hier um irgendwelche elektrischen Vorgänge handeln könnte, die vielleicht durch Selbstinduktion oder ähnliche Erscheinungen modifiziert sein könnten. „Neuro-elektrische" Vorgänge werden heute auch in den verschiedenen Sinneszellen selbst angenommen, wie es beim WEVER-BRAY-Effekt am CORTIschen Organ erwähnt wurde.

Es ergibt sich aber hier die wichtige Frage, wie denn die Umwandlung der zugeführten mechanischen in diese elektrische Energie erfolgt. Das Problem hat bereits viele Gemüter erhitzt, es wurden richtige wissenschaftliche Kämpfe um seine Lösung ausgetragen und bei genauerem Studium zeigt sich auch, daß es bei seiner scheinbaren Bedeutungslosigkeit in Wirklichkeit weitgehende Konsequenzen für das Verständnis der Innenohrvorgänge und für die entsprechenden Theorien nach sich zieht. Eine Entscheidung ist bis heute jedoch noch nicht gefallen.

Drei grundsätzlich verschiedene physikalische Kräfte kommen im Innenohr zur Wirkung: Gravitation, Zentrifugalkraft und Remanenzkräfte durch das höhere spezifische Gewicht der Otolithen, die Trägheit der Endolymphe, die bei Kopfbewegungen zu „relativen" Wandströmungen führen muß, und der Schall. Alle diese drei Vorgänge haben sowohl Bewegungen von Zellelementen, als auch Druckwirkungen zur Folge und um diese beiden Auswirkungen geht der Streit.

Die alten Autoren (MACH, BREUER usw.) vertraten alle die Ansicht, daß gewisse Bewegungen und Verschiebungen innerhalb der Sinnesorgane den eigentlichen Reiz bilden müßten (Gleittheorie der Otolithen, Umkippung der Cristae, alte Bürstentheorie des CORTIschen Organs).

Ihnen trat eine Forschergruppe entgegen, deren extremste Vertreter überhaupt jede Bewegung innerhalb des Innenohres leugneten (BIEHL: Strömungen ausgeschlossen, SPECHT: Stillstehende Basilarmembran usw.). Andere wieder erklären solche Bewegungen als unmaßgeblich. Vor allem WITTMAACK vertritt diesen Standpunkt leidenschaftlich in seiner Tonuslehre und sieht das Wesentliche der Endolymphströmungen in einem „Strömungsdruck", die Sinnesorgane seien demnach ausschließlich Perzeptoren für Druckschwankungen. Andere moderne Autoren, wie STEINHAUSEN, suchen durch Experimente und Argumente diese Ansicht zu widerlegen und die alte dynamische Theorie zu erneuern.

In allen diesen Debatten werden jedoch regelmäßig einige grundlegende physikalische Tatsachen übersehen und so scheint es berechtigt, dieses Problem noch einmal aufzurollen. Die offenkundige Aufgabe der Sinnesendstellen im Innenohr ist es, physikalische Reize quantitativ zu erfassen und somit stellen diese Sinnesorgane kleinste physikalische Meßgeräte dar, die denselben physikalischen Gesetzen unterliegen müssen, wie die gebräuchlichen Meßgeräte des täglichen Lebens. Wenn man von der wahrscheinlichsten und heute als Arbeitshypothese ziemlich allgemein anerkannten Ansicht von elektrischen Vorgängen bei der Reizleitung ausgeht, so wird man am ehesten der ziemlich verbreiteten Ansicht zustimmen müssen, daß die Umwandlung der mechanischen in elektrische Energie nach dem Prinzip des sogenannten piezo-elektrischen Effektes vor sich gehen dürfte: Druckänderungen in bestimmten Ebenen eines Quarzkristalles führen zum Auftreten elektrischer Ströme, ein Vorgang, dessen Umkehrung beim Ultraschallapparat praktisch ausgenutzt wird. Ganz ähnliche Vorgänge könnten sich auch modifiziert in lebenden Zellen abspielen. (Auf andere, komplizierte elektrische Theorien, wie „Ionenschleier", „Strömungsströme" usw. braucht hier nicht eingegangen zu werden, da sie noch durchaus hypothetisch sind und im übrigen den gleichen Argumenten unterliegen, wie die erwähnte einfache Drucktheorie.)

Wenn andere physikalische Kräfte, wie Licht, Temperaturunterschiede, chemische Prozesse usw. im Innenohr nicht als wirksam angenommen werden und die Entscheidung nur zwischen Druck und Bewegung geht, so kann man fürs erste wohl nur den Druck als endgültigen Reiz für die Nervenendstelle anerkennen, da aus einfachen Bewegungen dieser feinsten Nervenverästelungen nach keinem bekannten physikalischen Prinzip eine Gewinnung elektrischer Energie abgeleitet werden könnte.

Damit ist das Problem aber noch durchaus nicht gelöst. Bei genauer Betrachtung wird man erkennen, daß es keine Druckwirkungen auf Nervenendigungen geben kann, die nicht mit Bewegungsvorgängen

verknüpft sind (Eindrücken der deckenden Zellmembran usw.); umgekehrt ist jede Bewegung einer Nervenendstelle auch unweigerlich mit
Druckschwankungen für bestimmte Stellen verbunden (Druck an der
konkaven und Zug an der konvexen Seite bei Abbiegen eines Stranges
usw.). Druck und Bewegung sind demnach für sich allein extreme
und theoretisch unerreichbare Grenzfälle und damit ist schon die bisherige Fragestellung falsch. Es darf nicht heißen: Löst Druck oder
Bewegung den Nervenreiz aus?, sondern nur: Welches ist größenmäßig der entscheidende Faktor?

In der Akustik kennt man sogenannte Druck- und Bewegungsempfänger und die Parallele zu den Sinnesendstellen ist ganz augen-
fällig. Ein Druckempfänger ist beispielsweise die Telephonmembran.
Relativ geringen Bewegungen stehen hier verhältnismäßig große
Spannungsschwankungen gegenüber, im Gegensatz etwa zu den Zun-
gen einer Harmonika, die als Bewegungsempfänger ausgiebigere Ver-
lagerungen mit geringen Druckschwankungen durchführen. Der
wesentliche physikalische Unterschied zwischen diesen beiden Syste-
men aber liegt darin, daß die Telephonmembran auf Schalldruckände-
rungen aus den verschiedensten Richtungen ansprechen kann, während
die Harmonikazungen nur aus einer bestimmten Richtung in Schwingungen versetzt werden können.

Genau das gleiche trifft auch für die Sinneszellen zu. Durch die
Anfügung eines Sinneshaares wird aus dem Druckempfänger, den die
einfachste Zelle darstellt, ein Bewegungsempfänger mit selektiver
Richtungsansprechbarkeit und als solche sind rein morphologisch die
Endstellen aller drei Sinnesorgane im Innenohr anzusehen, da sie alle
dieses eindeutige Kriterium aufweisen. Analysiert man auf Grund
dieser Überlegungen die Funktion dieser Empfangsapparate, so findet
man weitere klare Bestätigungen für die Feststellung, daß es sich hier
nur um Bewegungsempfänger handeln kann.

Die Cristae in den Bogengangsampullen sprechen auf Strömung
aus verschiedenen Richtungen gegensätzlich an, eine Fähigkeit, die
einzig und allein dem Bewegungsempfänger zukommt. Bei reinem
Druckempfang könnte kein Unterschied in den Auswirkungen einer
Rechts- oder Linksdrehung bestehen, worauf aber die ganze Tätigkeit
dieses Sinnesorganes beruht. Der Bogengangsapparat bildet so mit
seinen Sinnesendstellen ein geradezu klassisches Beispiel eines Bewegungsempfängers mit allen seinen morphologischen und funktionellen
Kriterien, die so klar auf der Hand liegen, daß nach dem einleitend
Gesagten nicht näher darauf eingegangen zu werden braucht.

Bei der Besprechung des Cortischen Organs wurde bereits betont,
daß der Reiz am Schwingungsmaximum grundsätzlich physikalisch
andersartig sein muß, als an den übrigen, ebenfalls ziemlich ausgiebig

mitschwingenden Teilen der Basilarmembran, um die Reinheit des Tonempfanges zu gewährleisten. Bei einfachem Druckempfang der Sinneszellen müßten diese aber auf jede Art der Verlagerung ansprechen. Das CORTISCHE Organ ist somit als besonders fein ausgearbeiteter Bewegungsempfänger anzusehen. Das geht auch schon daraus hervor, daß für einen Druckempfang ein einfaches Sinneszellband auf der Basilarmembran genügen würde und der ganze komplizierte Aufbau des CORTISCHEN Organs dann unnötig wäre. Jede Modifikation einer einfachen Sinneszelle aber kann nur im Sinne eines Bewegungsempfängers erfolgen, da die Zelle allein schon den Grenzfall eines Druckempfängers darstellt.

Etwas schwieriger, aber vielleicht noch überzeugender ist der Nachweis dieser Funktionsweise für die Maculae in den Vorhofsäckchen. Die beiden Maculae weisen histologisch eine derartige Ähnlichkeit bzw. Identität auf, daß man sie wenigstens beim Menschen als funktionelle Einheit auffassen muß. Sie haben — wie erörtert — die Aufgabe, Schwerkraft- und Remanenzreize zu erfassen und mit der Festlegung der räumlichen Orientierung eine optische Hilfsfunktion auszuüben.

Bei Annahme einer Druckfunktion wären nun durch zwei Maculae immer nur zwei Dimensionen erkennbar und damit eine räumliche Orientierung durch dieses „Raumorgan" nicht möglich. Ein einfacher Vergleich kann dies veranschaulichen. Stellt man eine Streichholzschachtel auf ihre schmalste Seite und läßt nun die oberste Seite und eine Reibfläche die rechtwinkelig zueinander stehenden Otolithenmembranen veranschaulichen, so kann bei Neigung der Schachtel nach einer Breitseite hin durch die „Otolithen" — wenn sie nach einem Druckprinzip arbeiten — nicht entschieden werden, nach welcher Seite die Neigung erfolgt. Die Änderung des Otolithendruckes auf die Unterlage ist ja in beiden Fällen völlig gleich. Nur wenn in ihrer Richtung verschiedene Verziehungen der Gallertschichten der beiden Maculae auseinandergehalten werden können, ist eine Erkennung aller drei Dimensionen möglich. Dies ist nach dem einleitend Gesagten aber nur ein Bewegungsempfänger zu leisten imstande.

Einen zweiten Beweis liefert der früher geschilderte Spiegelversuch. Zum Entstehen einer Scheindrehung sind zwei Faktoren nötig, Blickfeldverschiebung (z. B. durch Nystagmus) und Otolithenreiz. Diese müssen in ihrer Richtung aufeinander abgestimmt sein, denn wenn man die Richtung der Blickfeldverschiebung durch Vorhalten eines Spiegels umkehrt, verschwindet schlagartig die Scheindrehung. Ein solcher gerichteter Otolithenreiz ist aber ebenfalls nur bei Annahme eines Bewegungsempfängers denkbar, da ein Druckempfänger nur eine allgemeine Erregungssteigerung, niemals aber eine bestimmte Richtung wahrnehmen kann.

Ein dritter Beweis ist die Tatsache, daß nach einseitigem Labyrinthverlust keine Scheindrehung am Drehstuhl mehr auftritt. Es fehlt die notwendige Divergenz in der Ablenkungsrichtung der Otolithen beider Seiten. Bei Annahme eines einfachen Druckempfanges durch die beiden Maculae wäre dieses Phänomen niemals erklärbar, da kein Unterschied in den Auswirkungen einer Rechts- und Linksdrehung denkbar wäre.

Alle drei Sinnesorgane im Innenohr arbeiten somit als Bewegungsempfänger, als Empfangssysteme, bei welchen die Bewegung bestimmter Zellelemente in bestimmte Richtungen den adäquaten Reiz abgibt. Diese Ansicht wurde in den bisherigen Ableitungen stillschweigend vorausgesetzt und erhält nunmehr ihre nachträgliche Begründung. Auch dieses kleine Detail fügt sich in das Mosaik der neuen Innenohrphysiologie ein, wird durch ihre Argumente gestützt und hilft seinerseits mit, ihr Gefüge zu festigen.

Übersicht und Schluß

Wenn wir abschließend einen Blick auf das Bild der Innenohrphysiologie werfen, das in den vorangegangenen Abschnitten gezeichnet wurde, so sehen wir dieses abgerundet und durchaus einheitlich in seinem Aufbau, von den bisherigen Lehrmeinungen aber völlig verschieden und ihnen oft geradezu diametral entgegengesetzt. In keinem einzigen Teilgebiet haben die bisherigen Ansichten einer strengen Kritik standhalten können und von dem bis heute bestehenden Gebäude der Innenohrphysiologie ist sozusagen kaum ein Stein auf dem anderen geblieben. Durch die neuen Auffassungen läßt sich eine Fülle von Problemen zwanglos lösen und es bleiben eigentlich keine Widersprüche zurück. Eine kurze Übersicht soll dieses Bild noch einmal zusammenfassen.

Das äußere Ohr dient der Tieferlagerung, also dem Schutz des Hörorgans und gleicht durch eine gewisse Resonatorenwirkung die Nachteile der versteckten Lagerung aus. Das Mittelohr wirkt durch die Koppelung des viel größeren Trommelfells mit dem kleinen ovalen Fenster als Verstärker, durch die Knickungsfähigkeit der Knöchelchenkette als Schutzmechanismus. Die Binnenohrmuskeln können die Schallübertragung verstärken und schwächen und dienen somit der Akkomodation, vergleichbar der Iris des Auges.

Das Innenohr hat mit seinen drei Hauptabschnitten eine Doppelfunktion zu erfüllen, nämlich Schallperzeption und Blickfeldregulation.

Die Schnecke dient als schallanalysierendes Teilorgan und arbeitet nach einem Schallbildprinzip mit Schwingungen größerer Abschnitte der Basilarmembran bei jedem Ton. Das CORTISCHE Organ ist so gebaut, daß es nur am Schwingungsmaximum erregt wird und damit als Tonreiniger, als Geräuschfilter arbeitet. Die zweite wichtige Qualität der Schallwahrnehmung, nämlich die Richtung, wird durch das Bogengangssystem perzipiert, das bei Schall aus verschiedener Richtung mit unterschiedlicher Reizung seiner Sinnesendstellen anspricht („Richtungsschallbilder").

Der Bogengangsapparat hat eine Doppelfunktion zu erfüllen: Neben der Schallrichtungserkennung als unmittelbarer Hörfunktion hat er durch die kompensatorischen Augenbewegungen die Unabhängigkeit des Netzhautbildes von Kopfbewegungen zu gewährleisten und damit ein Verschwimmen des Blickfeldes zu verhindern. Die pathologische Steigerung dieses Mechanismus ergibt den labyrinthären Nystagmus. Die Möglichkeit einer solchen Doppelfunktion wird durch das endolymphatische System gewährleistet, das in diesem Innenohrbezirk den Strömungsreiz dem Schallreiz größenmäßig anpaßt und damit „Blendwirkungen" verhindert. Auch in den übrigen Abschnitten dient das endolymphatische System ausschließlich der Aufgabe eines Schutzes vor unerwünschten Strömungseinflüssen.

Das Vorhofsorgan mit den beiden Maculae, der sogenannte Otolithenapparat, vollführt den zweiten Teil der optischen Regulationsfunktion. Er gewährleistet die Konstanz des zentralen subjektiven Blickfeldes im Raum, die Aufrechtstellung und Ruhelage der gesehenen Dinge auch bei Körperbewegungen. Erst sekundär, wie aus einer Kompaßnadel, wird daraus die eigene Körperlage- und -bewegung abgeleitet. Als Restfunktion hilft er, diese Lageempfindung auch nach unphysiologischer Ausschaltung des Gesichtssinnes zu vermitteln. Die krankhafte Steigerung dieses Mechanismus führt zu Scheinbewegungen der Umgebung und zu Nausea. Die Sinneszellen aller drei Teilorgane im Innenohr arbeiten nach dem Prinzip von Bewegungsempfängern, werden also durch bloßen Druck nicht adäquat gereizt.

Wenn gegen einzelne althergebrachte Ansichten vielleicht etwas scharf Stellung genommen und über sie mit einer gewissen Heftigkeit der Stab gebrochen worden ist, so ist das nur im Interesse der Sache selbst geschehen, um nach Versagen der üblichen Wege eine Debatte über diese Probleme zu erreichen. Es geht hier um mehr als um Lieblingsideen und Verdienstabgrenzungen einzelner Forscher, es geht um die Grundlagen eines ganzen Fachgebietes der Medizin, ohne deren Sicherung jede weitere Forschung nur ein Tappen im Dunkeln sein kann.

Sicherlich bedürfen einzelne Teilfragen noch einer genaueren Untersuchung, vor allem dort, wo sie — wie etwa das Leuchtlinienproblem — auf andere Wissensgebiete überspielen. Das Gesamtbild in seiner ganzen Geschlossenheit und Einheitlichkeit ist jedoch absolut eindeutig und klar und wie es nicht mehrere Arten geben kann, einen zerschlagenen Tonkrug wieder zusammenzusetzen, so ist auch kaum eine zweite Möglichkeit denkbar, die so genau aufeinander abgestimmten Funktionen des Innenohres anders zu deuten. Das Ohr ist eines der großen Wunderwerke der Natur und eines der wenigen, in das uns wenigstens ein kurzer, staunender Einblick gewährt wurde.

Literaturverzeichnis

Im Rahmen dieser Übersicht ist es unmöglich, auch nur den Versuch zu machen, eine einigermaßen vollständige Darstellung der Literatur zu bringen. Es sollen hier nur die Arbeiten von Autoren zitiert werden, zu denen im einzelnen ausführlicher Stellung genommen wurde, sowie Sammelwerke, Zusammenfassungen und auch die erwähnten eigenen Originalmitteilungen. In diesen Arbeiten sind dann genauere Literaturangaben zu finden und die übrigen zitierten Autoren referiert.

Äußeres und mittleres Ohr

CSURDA: Mschr. Ohrenhk. **83**, 175 (1949).

DAHMANN: Z. Hals-usw. Hk. **27**, 329 (1930).

FREY: Z. Hals-usw. Hk. **27**, 381 (1930).

KISCH: in ALEXANDER u. a., Handbuch der Neurologie des Ohres 1 (1923).

KOBRAK: Z. Hals-usw. Hk. **27**, 386 (1930).

LÜSCHER: Z. Hals-usw. Hk. **28**, 40 (1931).

MARX: Kurzes Handbuch der Ohrenheilkunde. Jena: G. Fischer. 1938.

SCHAEFER-GIESSWEIN: in DENKER-KAHLER, Handbuch der Ohrenheilkunde **6** (1926).

SCHEMINZKY: Die Welt des Schalles. Graz—Wien—Leipzig—Berlin: Das Berglandbuch. 1935.

TULLIO: Das Ohr usw. Berlin—Wien: Urban & Schwarzenberg. 1929.

Knochenleitung

DAHMANN: Z. Hals-usw. Hk. **27**, 329 (1930).

HERZOG: Z. Hals-usw. Hk. **15**, 300 (1926) u. **27**, 402 (1930).

HOFER-OSER: Mschr. Ohrenhk. **81**, 516 (1947).

KLEY: Z. Laryng. usw. **31**, 101 u. 153 (1952).

KRAINZ: Z. Hals-usw. Hk. **15**, 306 (1926) u. **27**, 454 (1930).

KRAUS: Acta oto-laryng. (Schwd.) **38**, 233 (1950).

RUNGE: Z. Hals-usw. Hk. **5**, 289 (1923).

SCHAEFER-GIESSWEIN: in DENKER-KAHLER, Handbuch der Ohrenheilkunde **6** (1926).

TULLIO: Das Ohr usw. Berlin—Wien: Urban & Schwarzenberg. 1929.

ZANGEMEISTER: Mschr. Ohrenhk. **77**, 396 (1943).

Schnecke und Hörtheorien

BÉKÉSY: Acta oto-laryng. (Schwd.) **27**, 388 (1939).

CSURDA: Mschr. Ohrenhk. **83**, 175 (1949).

GILDEMEISTER: Z. Hals-usw. Hk. **27**, 299 (1930).

KÖHLER: in ALEXANDER u. a., Handbuch der Neurologie des Ohres 1 (1923).

KRAUS: Mschr. Ohrenhk. **85**, 298 (1951).

KREIDL: in ALEXANDER u. a., Handbuch der Neurologie des Ohres 1 (1923).

MYGIND: Z. Laryng. usw. **29**, 278 (1950).

POPPER: ref. in Excerpta med. (D.) Sect. XI, **3**, 239 (1950).

RANKE: Erg. Physiol. **37**, 12 (1935).
RÜEDI-FURRER: Acta oto-laryng. (Schwd.) **33**, 460 (1946).
SCHAEFER-GIESSWEIN: in DENKER-KAHLER, Handbuch der Ohrenheilkunde **6** (1926).
SPECHT: Z. Hals-usw. Hk. **12**, 438 (**1925**).
WAETZMANN: in BETHE u. a., Handbuch der gesamten Physiologie **11** (1926).
ZANGEMEISTER: Mschr. Ohrenhk. **77**, 396 (1943).

Cortisches Organ

HELD: in BETHE u. a., Handbuch der gesamten Physiologie **11** (1926).
HOFER-OSER: Mschr. Ohrenhk. **81**, 516 (1947).
KOLMER: in ALEXANDER u. a., Handbuch der Neurologie des Ohres **1** (1923).
KRAUS: Arch. Ohr-usw. Hk. **162**, 187 (1952).
MEYER ZUM GOTTESBERGE: Arch. Ohr-usw. Hk. **155**, 308 (1948).
NEUBERT: zit. n. BARGMANN, Histologie usw., Bd. 2. Stuttgart: G. Thieme. 1951.
SCHAEFER-GIESSWEIN: in DENKER-KAHLER, Handbuch der Ohrenheilkunde **6** (1926).
WAETZMANN: in BETHE u. a., Handbuch der gesamten Physiologie **11** (1926).
WITTMAACK: Arch. Ohr-usw. Hk. **129**, 118 (1931) und Acta oto-laryng. (Schwd.) **24**, 397 (1936).

Richtungshören

GÜTTICH: Neurologie des Ohrlabyrinths. Leipzig: G. Thieme. 1944.
KRAUS: Arch. Ohr-usw. Hk. **157**, 301 (1950).
KREIDL-GATSCHER: in ALEXANDER u. a., Handbuch der Neurologie des Ohres **1** (1923).
REICH: Über Probleme des Hörens. Ciba-Z. (Basel) **9**, Nr. 103 (1946).
TULLIO: Das Ohr usw. Berlin—Wien: Urban & Schwarzenberg. 1929.
WERNER: Z. Hals-usw. Hk. **39**, 194 (1936).

Endolymphatisches System

ALEXANDER: Z. Hals-usw. Hk. **3**, 167 (1922).
DE BURLET: ref. in Zbl. Hals-usw. Hk. **8**, 422 (1926) u. **13**, 162 (1929).
KRAUS: Mschr. Ohrenhk. **85**, 167 (1951).
WITTMAACK: Arch. Ohr-usw. Hk. **141**, 25 (1936).

Bogengangssystem

BRUNNER: in ALEXANDER u. a., Handbuch der Neurologie des Ohres **1** (1923).
DOHLMAN: Acta oto-laryng. (Schwd.) **26**, 425 (1938).
FISCHER: Die Regulationsfunktion usw. München: J. F. Bergmann. 1928.
GRAHE: Acta oto-laryng. (Schwd.) **26**, 268 (1934).
GÜTTICH: Neurologie des Ohrlabyrinths. Leipzig: G. Thieme. 1944.
JONGKEES: Fortschritte der Hals-, Nasen- und Ohrenheilkunde I. Basel—New York: S. Karger. 1953.
KORBAK: Mschr. Ohrenhk. **82**, 548 (1948) und Z. Laryng. usw. **28**, 68 (1949).
KOMPANEJETZ: Arch. Ohr-usw. Hk. **112**, 1 (1924).
KRAUS: Arch. Ohr-usw. Hk. **157**, 485 u. 581 (1951).
LEIDLER: in ALEXANDER u. a., Handbuch der Neurologie des Ohres **1** (1923).
MAGNUS U. DE KLEIJN: in ALEXANDER u. a., Handbuch der Neurologie des Ohres **1** (1923).
NEUMANN u. FREMEL: in DENKER-KAHLER, Handbuch der Ohrenheilkunde **6** (1926).

RUTTIN: in DENKER-KAHLER, Handbuch der Ohrenheilkunde **6** (1926).
SPIEGEL-SOMMER: Ophthalmo- und Oto-Neurologie. Berlin: Springer. 1931.
VEITS: Zbl. Hals-usw. Hk. **17**, 481 (1932).

Otolithenapparat
BREUER: Pflügers Arch. **48**, 195 (1891).
GÜTTICH: Neurologie des Ohrlabyrinths. Leipzig: G. Thieme. 1944.
HEGENER: in DENKER-KAHLER, Handbuch der Ohrenheilkunde **7** (1926).
KRAUS: Arch. Ohr-usw. Hk. **160**, 377 u. 388 (1951).
MAGNUS u. DE KLEIJN: in ALEXANDER u. a., Handbuch der Neurologie des Ohres **1** (1923).
MYGIND: Acta oto-laryng. (Schwd.) Supplem. 70 (1948).
RUTTIN: in DENKER-KAHLER, Handbuch der Ohrenheilkunde **6** (1926).
STEIN: Schwindel. Leipzig: Leiner. 1910.
TSCHERMAK: in BETHE u. a., Handbuch der gesamten Physiologie **12** (1930).
— Einführung in die physiologische Optik. Wien: Springer. 1941.

Reizauslösung
KRAUS: Mschr. Ohrenhk. **86**, 34 (1952).
NEUMANN-FREMEL: in DENKER-KAHLER, Handbuch der Ohrenheilkunde **6** (1926).
POHL: Einführung in die Mechanik, Akustik usw. Berlin: Springer. 1941.
SPECHT: Z. Hals-usw. Hk. **12**, 438 (1925).
STEINHAUSEN: Arch. Ohr-usw. Hk. **132**, 134 (1932).
WITTMAACK: Arch. Ohr-usw. Hk. **120**, 256, **123**, 69, **126**, 162, **129**, 118, **141**, 25 (1929—1936).